健康寿命を延ばす

# 心臓リハビリテーション入門

CARDIAC REHABILITATION

飯田圭

IIDA KIYOSHI

幻冬舎MC

# 健康寿命を延ばす
# 心臓リハビリテーション入門

# はじめに

世界でもトップクラスの長寿社会であるわが国では、健康的で自立した日常生活を送れる期間＝健康寿命をいかに延ばすかが大きな関心事になっています。

その健康寿命を脅かす疾患の代表格が心不全です。心不全は今のところ完治へ導く治療法がなく、改善と悪化を繰り返し徐々に全身の機能低下が進んでしまいます。それにより生活の質が低下するとともに治療や介護の費用が膨らむなど、本人だけでなく家族にとっても大きな負担となります。

また、弱った心臓が急に動きを止めてしまう突然死のリスクも抱えることになります。心不全が進行すると予後はがんよりも悪いとされているのです。

おもな発症原因には加齢のほか、心筋梗塞や弁膜症などの心臓病、高血圧や糖尿病などの生活習慣に関わるものが挙げられます。わが国において心不全の患者数は増加し続けており、２００５年の約１００万人から２０２０年には約１２０万人へ、そして２０３０

年には約130万人とも推計されています（日本内科学会雑誌109巻2号　2020年）。今後も歯止めが掛かる見通しのないこの状況は「心不全パンデミック」とも呼ばれ、医療の逼迫や国の社会保障費増大などを引き起こす可能性も指摘されています。

ひとたび発症すると生涯の付き合いになる心不全においては、「重症化の予防」が健康寿命を延ばすカギになります。そして、その有効な治療法として国内外で高い評価を得ているのが、本書のタイトルになっている「心臓リハビリテーション」（心臓リハビリ）なのです。

リハビリと聞くと、怪我や脳卒中などで不自由になった手や足の運動機能を取り戻すための訓練というイメージが強いかと思いますが、心臓リハビリは少し意味合いが異なります。

心臓リハビリは心臓を鍛えるのではなく、体力や血管の機能を高めることで心臓に掛かる負担を軽減し、心不全の重症化を防ぐための治療プログラムです。運動だけでなく食事やストレスコントロールも重視した、包括的な指導が行われます。

私は循環器専門医として20年以上にわたり、多くの心不全患者を診てきました。心臓リハビリについても日本にその概念が米国から入ってきた１９９０年代から臨床研究に関わり、国内における有効性の検証に取り組んできました。２０２４年には外来での心臓リハビリ施設を自院に開設予定で、地域医療における心臓病治療の中核医院になるべく計画を進めています。

しかし、心臓リハビリの効果は多くの研究で裏付けられているにもかかわらず、まだ一般にはあまり知られていないのが実状です。

そこで、心不全で苦しむ患者さんが一人でも少なくなることを願い、心臓リハビリの重要性を一般の方にもっと知っていただきたいと筆を執るに至りました。

本書では、心臓リハビリの目的や効果、実際に行うことなどを分かりやすく解説しています。心不全やその原因となる心疾患についても触れていますので、病気の知識を深めるためにも役立ちます。

心臓リハビリは心不全を重症化させずに済み、健康寿命を延ばせる非常に有効な方法です。本書が心不全の患者さんにとって、諦めることなく人生１００年時代を前向きに生き抜く助けになれば、このうえない喜びです。

# 目次

## 第2章
## 心不全の専門医が解説
## 再発を防ぐ治療「心臓リハビリテーション」の基礎知識

## 第3章

# 有酸素運動と筋トレをバランスよく組み合わせる 心臓リハビリテーション【運動編】

## 第4章

# 血糖値のコントロールと塩分管理がポイント
# 心臓リハビリテーション【食事編】

## 第5章

## ストレスを減らして生活習慣を整える
## 心臓リハビリテーション【ストレスマネジメント編】



## 第6章

## 心臓リハビリテーション施設を賢く選択！
## 心不全の再発を防いで健康寿命を延ばす

# 第1章

## 突然死や寝たきりになる可能性も……
## ダメージを受けた心臓の放置は健康寿命を脅かす

## 平均寿命が延びた反面、心臓病が増加

日本は世界トップクラスの長寿国として知られています。厚生労働省が発表した「令和４年簡易生命表の概況」によれば、日本人の平均寿命は男性81・05歳、女性87・09歳であり、メディアなどでいわれる「人生１００年時代」も決して大げさな言い回しではなくなりつつあります。

とはいえ、戦前までは男女とも平均寿命が50歳を超えることはありませんでした。これは戦前までの医療の未発達や衛生環境の不備、戦前より続いた食糧不足による栄養状態の悪化などが要因と考えられます。しかし復興が進み高度成長期を迎えるにしたがって平均寿命は大きな延びを示していきました。

戦後、日本では公的保険制度が整備されて医療を受けやすくなりました。もちろん医療技術自体も進歩を続け、平均寿命の延伸に貢献していることはいうまでもありません。

しかし、私たちはこうした医療の恩恵で長寿を手に入れた一方、新たな苦難を強いられることになってしまいました。現代では医療技術の発達により、以前よりも長生きできるようになったものの、過去には見られなかった加齢による臓器や運動器の不具合、

高血圧やがん、生活習慣病などさまざまな病気のリスクを抱えることになったのです。

人間も生物である以上、長く生きていれば当然、身体の各器官が衰えてきます。目、歯、骨、足腰の筋肉、さらには体内の臓器もまた例外ではなく、加齢による機能低下がさまざまな病気を引き起こしていきます。

特に深刻なのが、がん、脳卒中、心臓病など、死に直結する危険のある病気です。そのなかでも私たちの生命を支えている心臓に障害を生じる病気が心臓病です。

もともとがんや心臓病は、65歳以上の高齢者に多い病気であり、平均寿命が短かった時代には、多くの人がこれらの病気になる前に亡くなっていたのが実状でした。しかし、医療の進歩で平均寿命が延び長生きする人が増えた現代では、結果的にがんや心臓病になる人が増えているのです。

こういった状況のなかで加齢による身体の衰えを放置しておけば、心臓病をはじめとするさまざまな病気になってしまい、健康的で自立した生活ができなくなるリスクが高くなります。

以前から長生きの指標とされてきた平均寿命と対比するように、昨今、健康寿命という言葉がメディアなどで盛んに取り上げられるようになりました。これは健康上の問題で日常生活が制限されることなく生活できる期間を指しており、国民の健康状態を表す指標として用いられています。

ＷＨＯ（世界保健機関）の２０２３年の発表によれば日本人の健康寿命は男性72・6歳、女性75・５歳であり、世界第１位となっています。しかし平均寿命と比べると男女とも10年ほど短くなっています。

つまり、平均寿命と健康寿命の統計上の差であるこの10年をいかに健康に過ごせるかがカギになってきます。結局のところ、それは自分自身で身体のメンテナンスをすることに尽きるのです。

具体的には、食生活や運動習慣を見直し生活習慣病を予防することなどが挙げられます。現代の日本は食が豊かになった一方で、栄養の過多や偏りが身体に悪影響をもたらしている一面もあります。また交通網が整備されるなど便利になった世の中は、反面、運動不足になりがちです。

こうした背景から、ただでさえ加齢で徐々に身体が機能低下していくのに、適切なメンテナンスがされていないと、生活に支障が出るようになるまで劣化していく恐れも十分にあります。いわゆる、「ガタがきてしまう」ということです。

そういった機能低下が心臓に現れる状態が心臓病の一種である「心不全」です。

## 心不全は、ダメージを受けた心臓の末路

日本循環器学会の急性・慢性心不全診療ガイドライン（２０１７年改訂版）によれば、心不全とは「心臓が悪いために、息切れやむくみが起こり、だんだん悪くなり、生命を縮める病気」と一般向けに定義されています。また医学的には「なんらかの心臓機能障害、すなわち、心臓に器質的および／あるいは機能的異常が生じて心ポンプ機能の代償機転が破綻した結果、呼吸困難・倦怠感や浮腫が出現し、それに伴い運動耐容能が低下する臨床症候群」と定義されています。

運動耐容能とは体力のことであり、身体がどの程度までの負荷に耐えられるかを示します。持久力や体内に酸素を取り込む力もこれに含まれ、身体の能力を調べる指標となるものです。

心臓は、全身に血液を送るための〝ポンプ〟の役割を果たしている臓器です。その心臓になんらかの異常があり、機能が低下することによって、血液を全身へと十分に送り出せなくなったり、逆に全身を巡る血液がスムーズに心臓へと戻らなくなったり滞ったりするために、さまざまな症状が出てしまうのです。

心不全のおもな症状として、まず全身の血液が心臓に戻りにくくなり血液がうっ滞するために、息切れ、呼吸困難、むくみといった症状が見られます。そして進行すると、疲労感、手足の冷感などといった症状も見られます。

心不全発症の背景には、加齢のほかに心臓のさまざまな病気（心筋梗塞、弁膜症、心筋症など）や、高血圧、糖尿病、肥満、慢性腎臓病などの生活習慣病があります。これらの要因によって負担が掛かり続けた結果、やがて心臓は疲れ、働けなくなってしまいます。心不全は、多くの病気によってダメージを受けた心臓が、最終的に機能不全に陥ってしまう病態なのです。

## 患者数が急増している心不全

日本における心不全の患者数は推計約120万人で、新規心不全発症者数も右肩上がりになっています。1950年には5万人に満たなかったのが1990年には10万人を超え、2030年には35万人を突破するともいわれています。

心不全の患者数が増えているのは日本だけではなく、世界的な傾向でもあるのですが、特に日本は今後ますます高齢者の割合が多くなることから、患者の増加も続くと予想されています。

世界を震撼させた新型コロナウイルス感染症の大流行により一般的に知られるようになった言葉として「パンデミック」があります。これは本来、爆発的に広がることを意味しますが、国内の心不全の患者数は毎年1万人規模で増加しており、2030年には130万人に達すると推計されていることから、医療界では正しい表現であるかは別として「心不全パンデミック」などと呼ばれています。

患者数の増加に伴い、心不全によって死亡する人の数も増えており、いまや日本人の主要な死亡原因となっています。

厚生労働省「平成30年（２０１８）人口動態統計月報年計（概数）の概況」によると、２０１８年度の日本人の総死亡数は約１３６万人で、死因別で見ると1位は悪性新生物（がん）で約37万人、2位が心疾患（高血圧性を除く）で約21万人です。

がんは1位とはいえ、肺がん、胃がん、乳がんなど、すべての臓器のがんを合わせた数字ですから、単一の臓器で見れば心疾患が最も死亡数が多いといえます。さらに心疾患のうち、心不全による死亡者数はなんと約8万人にも上り、心疾患による死亡の実に約4割が、心不全によるものなのです。

ちなみに、がんのなかで最も死亡数の多いのは肺がんですが、その人数は約７万５０００人（２０２０年）です。したがって単一の臓器で比べれば、心不全は肺がんをしのぎ、最も多い死因といえるのです。

## 改善と悪化を繰り返しながら、徐々に進行する

心機能が低下すると、ある程度までは心臓が拡大することで機能の低下をカバーしようとします。たとえるなら、ポンプの働きが悪くなったのでポンプ自体を大きくして対

応しようとするようなものといえます。しかし、どんどん働きが悪くなり拡大が追いつかなくなると心臓はギブアップしてしまいます。そして心機能が低下した状態から元に戻らなくなり、そのままにしておくといつ停止してもおかしくない状態に陥ります。

また、心不全は重症度に応じてＡ～Ｄの４つのステージ（段階）に分けられています。このうちＡとＢはまだ表立った症状は出ていないものの、次ページの図中にある高血圧や糖尿病などがリスク要因となり、心臓がダメージを受け始めている、いわゆる心不全発症のリスクがある状態です。

図の下半分の曲線は、身体機能のレベルを表しています。ステージＣの急激な落ち込みは、急に心不全の症状が悪化した急性心不全の発症を意味し、心機能が著しく低下し入院治療が必要な状態です。治療でいったんはなんとか元に近い状態に戻りますが、完全に元の状態に戻ることは難しく、その後徐々に右肩下がりになってしまいます。

加齢による自然な機能低下は避けられませんが、再増悪予防のための生活習慣の見直しがなされないと、急性心不全を起こしたあとの経過が悪く、再度悪化して再入院してしまうことがあります。これを慢性心不全の急性増悪といいます。

慢性心不全の問題点は、図の曲線のように良くなったり悪くなったりを繰り返しながら

## 図表1　心不全とそのリスクの進展ステージ

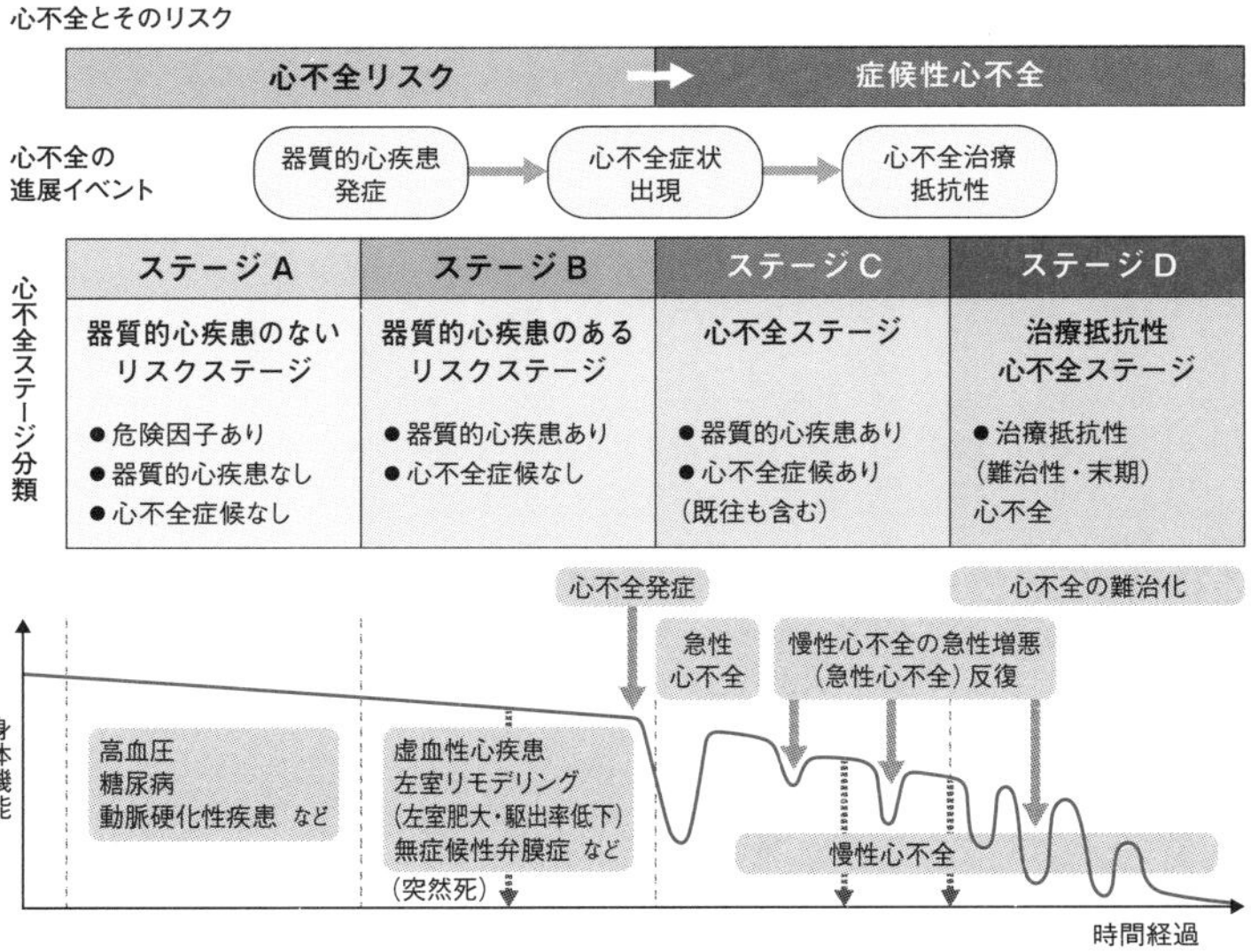


日本循環器学会「急性・慢性心不全診療ガイドライン（2017年改訂版）」を基に作成

だんだん機能が低下してしまうことです。このような急速な悪化の波が現れないように治療していくことがとても重要です。

また、特に80歳以上の超高齢者の心不全では、死亡リスクが高くなるのはもちろんですが、それに加えて、再入院が多いことも問題です。なんらかの原因で急激に悪化(急性増悪)して入院し、十分に回復しないまま退院、そして再入院……ということを繰り返すことがあります。そして再入院するたびに全身状態が悪化し、やがて退院しても自立した生活が難しく要介護になってしまうといった厳しい経過をたどることが多くなっています。

気づかぬうちに進行してしまう心不全ですが、日常生活のなかでセルフチェックすることは可能です。ポイントを押さえたうえで、少しでも変化があれば、直ちに受診と検査をすることが大切です。

### 〈心不全自覚症状チェック〉

□息切れ、動悸がある
□手足がむくむ
□夜中に咳が出たり、寝ているときや横になると息苦しくなったりする
□座っているほうが、楽に呼吸できる（起《き》坐《ざ》呼吸）
□３日間で合計２kg以上の、急な体重増加がある
□手足が冷たく、疲れやすさ、だるさを感じる
□夜中にトイレに起きることが多い、または回数が増えた

## 心不全のおもな原因疾患

心不全に陥ると、症状を抑え改善するためにさまざまな薬が処方されたり、時には外科的な治療が必要になったりします。しかしそこで患者さん自身が、なぜその治療を受けるのか、受けることでどうなるのかを十分に理解していないと治療効果が思うように出ない、というケースが実は少なくありません。

特に、自分が心不全に至る原因となった病気、例えば高血圧などの生活習慣病などについて、十分な知識がないという方が意外と多いのです。その結果、医師や看護師など医療従事者の注意を無視して勝手に服薬を中止してしまったり、治療後に守るべきことを守れなかったりということが残念ながら起こってしまっています。

もちろんすべての患者さんがそうではありませんし、とりわけこの本を読むような方は、病気を少しでも良くしたいとの意欲が高いと思いますが、私は自分の患者さんには、心不全のことだけでなく、原因疾患についても必ず説明し、病気への理解を深めてもらうようにしています。

ここで、心不全のおもな原因疾患を挙げてみましょう。

### 〈虚血性心疾患〉

心臓は「冠状動脈（冠動脈）」と呼ばれる太い動脈がその周りを冠状に取り巻いており、そこから酸素や栄養が心臓の筋肉である心筋に届けられます。

その冠動脈が狭くなったり詰まったりして血流が滞ると、心筋への酸素や栄養が不足してしまうので、機能が低下してしまいます。この状態を虚血性心疾患といいます。

虚血性心疾患は、大きく2つに分かれます。1つは、冠動脈が狭まり、血流が悪くなるために起こる「狭心症」で、もう1つは、完全に詰まって血流が途絶え心臓の筋肉が壊死《えし》してしまう「心筋梗塞」です。

・狭心症

心筋への血流が減り、不足すると胸痛や胸部の圧迫感、息苦しさといった発作が現れます。これを狭心症といいます。

通常、狭心症の発作は数十秒から数分、長くても15分以内に治まるとされています。発作中は苦しいのですが、治まると多くの場合、何事もなかったかのようにケロッとしてしまうのが特徴です。運動や坂道を上るといった体に負荷の掛かる動作をしたときに起こること（労作性狭心症）が多いですが、少しの動作で発作が起こるとき（不安定狭心症）は心筋梗塞の前ぶれである恐れがあり、早急な治療が必要です。

治療は冠動脈を拡げる薬や血液をサラサラにして血栓を防ぐ薬（抗血小板薬）といった薬物治療と、狭くなった冠動脈をカテーテルという細い管を用いて内側から拡げる血管内治療（カテーテル治療）、血管のバイパスを作る手術などが検討されます。

・心筋梗塞

心筋梗塞は、動脈硬化の進行により冠動脈が完全に詰まってしまい、血流が途絶えることで発症します。急激な強い胸痛や圧迫感、冷や汗、嘔吐などが30分以上続きます。冠動脈の太い部分が詰まると、心筋への栄養や酸素の供給が元から断たれてしまうため、心筋細胞が広範囲で壊死してしまいます。そうなると心臓は機能停止し、突然死につながります。

心筋梗塞を起こした場合は、時間との戦いで一分一秒でも早い冠動脈の血流再開が必要です。現在は緊急でのカテーテル治療により、金属製のチューブ（ステント）を詰まった場所に留置し、血流を再開させる治療法が広く行われています。

### 〈弁膜症〉

心臓には、４つの部屋があり、それぞれの部屋の出口に血液の逆流を防ぐための弁があります（僧帽弁、大動脈弁、三尖弁、肺動脈弁）。これらの弁の働きが悪いために、スムーズに血液が流れていかず、心臓の活動にさまざまな支障が出て生じる症状を（心臓）弁膜症といいます。弁がきちんと閉まらないために血液が逆流してしまう閉鎖不全症と、弁がきちんと開かないために血液が十分に拍出できない狭窄症とに大別されます。

弁の先天的な異常や、子どもに多いリウマチ熱という病気の後遺症で起こる場合もありますが、近年は僧帽弁閉鎖不全症と、加齢、高血圧や脂質異常症などの生活習慣病が影響していると考えられる大動脈弁狭窄症の割合が多くなっています。

弁膜症は多くの場合、ゆっくりと進行します。軽症のうちはすぐ命に関わることはないものの、進行の速さには個人差があり、重篤化すると心不全を起こすリスクが高くなります。治療には症状を軽減する目的での薬物治療、人工弁に取り換える外科的治療のほか、最近ではカテーテルによる弁置換術や弁形成術があり、治療法はどんどん進歩しています。

〈心筋症〉

心筋症とは心筋自体の異常により発症する心臓疾患です。心筋症のなかにもいくつかの種類があり、特に症例が多いものに肥大型心筋症と拡張型心筋症があります。肥大型心筋症は、心臓の筋肉が厚く肥大してしまう疾患で、その原因として遺伝的要因の関与が推定されています。一般的には予後（治療後の病状の見通し）は良好ですが、時に心不全の原因となることや、不整脈による突然死も問題となることがあります。

拡張型心筋症は、心臓の内腔が風船のように拡大し収縮する力が低下するため、必要なだけの血液の循環が保てず身体の血流不足を起こします。また、心臓に血液が戻りきらず肺や身体の末梢に血液が溜まると心不全の症状を起こすこともあります。

〈不整脈〉

心拍数やリズムの異常により、脈が極端に速くなったり（頻脈）、極端に遅くなったり（徐脈）、不規則になったりすることで、心臓に負担が生じ、心不全を起こすことがあります。直ちに治療しないと命に関わるものから、治療の必要のない軽症のものまで種類はさまざまです。そのなかで近年増加傾向にある心房細動という不整脈は、心不全や血栓症のリスクとなる不整脈で、なんの前ぶれもなく急に脈が不規則かつ頻脈となるため、治療が必要な不整脈として注目されています。心房細動の状態では心房が収縮できなくなるために心房内で血流が淀《よど》み血栓が作られることがあります。その血栓が血液の流れに乗って心臓から飛び出て脳内の動脈を詰まらせると、脳梗塞を起こしてしまいます（心原性脳梗塞）。

心房細動は高齢になるほど多く、弁膜症などの心臓病や動脈硬化、高血圧があると起こりやすいことや、ストレスや過労、アルコールが誘発要因になることが分かっています。治療には、血栓や心不全の症状を抑える薬物治療や、根治する方法としてカテーテルを用いて心筋の一部を焼灼《しょうしゃく》し異常な電気信号の発生を抑えるカテーテルアブレーションと呼ばれる治療法があります。

## 動脈硬化が心臓を弱らせる

これらの原因疾患の多くに関わっているのが、加齢や高血圧・糖尿病・脂質異常症といった生活習慣病によって血管が厚く硬くなってしまう動脈硬化です。先天的な病気で心臓の構造に問題がある場合を除き、実は心臓が弱る原因のほとんどは、動脈硬化が背景にあるとされています。

動脈は心臓から送り出された血液を全身に運ぶための血管で、心臓から続く大動脈に始まり、枝分かれしながら徐々に細くなっていき、最後は細動脈と呼ばれる髪の毛ほどの細い血管になります。心臓がポンプなら、動脈はさしずめ心臓から押し流された血液を全身に送るホースといえます。したがって、ここが傷むと心臓がどんなに頑張っても全身にうまく血液が行き渡らないので、やがて心臓が疲弊し、機能不全に陥ってしまうのです。

また、心臓の筋肉（心筋）自体に血液を送り、酸素や栄養を届ける動脈も心臓の周りに通っています。これを冠動脈といいます。これが劣化し中が詰まってしまうと、心臓はガス欠となって弱り、最悪、機能停止に至ります。これが狭心症や心筋梗塞という病気のメカニズムです。

健康な方の動脈は弾力性があり、柔らかく、血管の内側も滑らかで血液はスムーズに流れています。しかし内臓脂肪型肥満や、それに伴う生活習慣病などがあると、この動脈が劣化しやすくなります。例えば、動脈の壁が硬くなったり、内側に脂質のかたまりがこびりついて狭くなったり、あるいはその両方が起こったりします。この状態が動脈硬化です。

動脈硬化が起こると血液を送り出す力が衰えるために、血流が悪くなり、血管が詰まりやすくなってしまいます。必要な場所に血液が届かなければ、その場所は機能が低下したり、壊死したりしてしまいます。心臓や脳を巡る血管が詰まれば、突然死にもつながります。

動脈硬化はおもにアテローム（粥状）硬化、中膜硬化、細動脈硬化の３つのタイプがありますが、このうち心疾患のおもな要因となり、最も注意すべきなのはアテローム硬化です。

動脈を輪切りにすると、血管の壁（血管壁）は外側から外膜、中膜、内膜の３層になっており、内膜は内皮細胞という細胞に覆われバリアの役目を果たしています。ここになんらかの原因で傷が付くとバリア機能が低下し、そこから動脈硬化の元になるＬＤＬコレステロールが入り込んできます。

コレステロールは雑誌やテレビなどでもよく取り上げられており、健康に関心のある方にとってはなじみのある言葉だと思います。細胞膜やホルモンの材料になるなど、身体に

**図表2 アテローム硬化の起こり方**

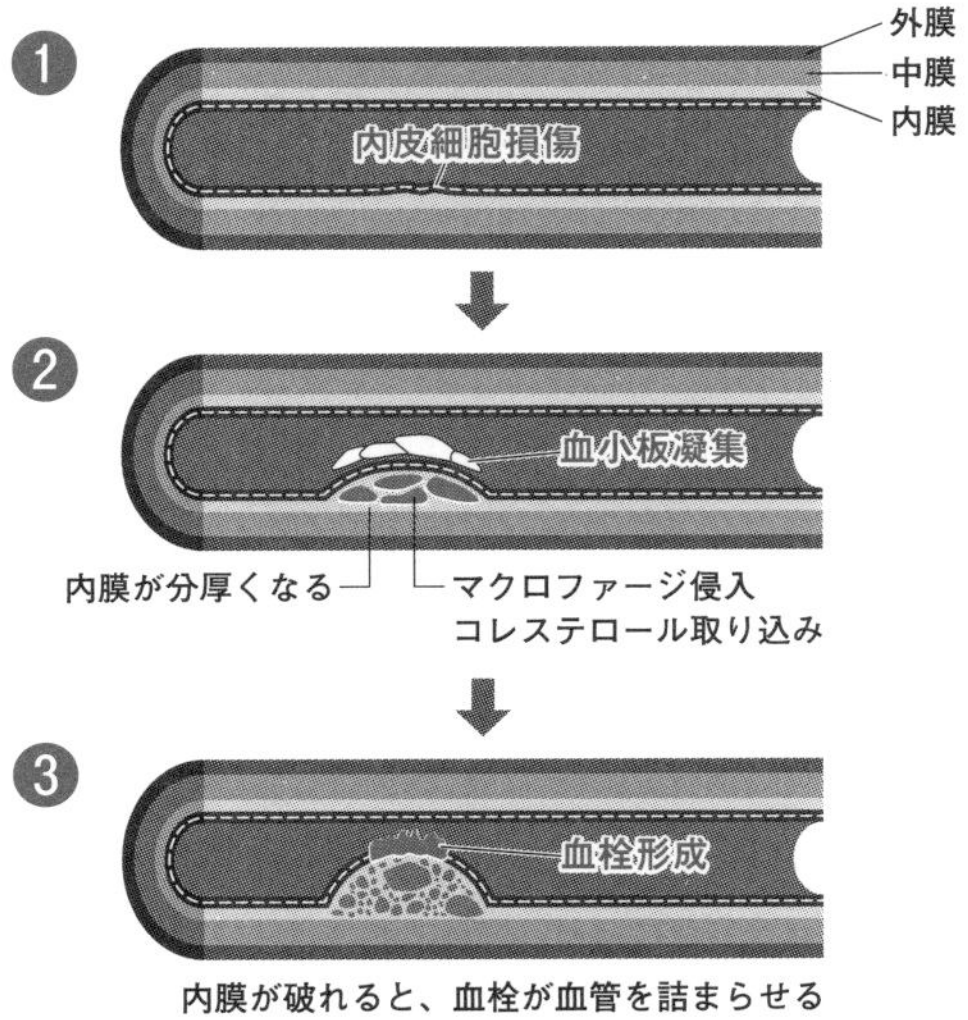


一般社団法人スマートウエルネスコミュニティ協議会　動脈硬化予防啓発分科会「知っておきたい動脈硬化」を基に作成

良い働きをするコレステロールもあるのですが、ＬＤＬコレステロールという種類は動脈硬化を進めるタイプで、俗に「悪玉」コレステロールとも呼ばれています。

血管壁にとっては、このような悪者に来られると困るので、マクロファージと呼ばれる、身体を外敵から守る免疫細胞が動員され退治に掛かります。マクロファージはＬＤＬコレステロールを退治したあと、泡沫細胞という太った細胞になり、血管壁に溜まりアテロームプラークと呼ばれるこぶを作ります。

これが、動脈硬化を進め、血管を狭めたり詰まらせたりする基になる物質です。別名、粥腫《じゅくしゅ》とも呼ばれ、文字どおりおかゆのようにどろどろし、崩れやすい特徴があります。

さらに、内皮の傷付いた部分には、そこを修復するために血液成分の一つである血小板が集まってきて付着し、血液を凝固させます。そのため血管壁はいっそう厚くなり血管が狭まります。

この一連の過程を医学的には「動脈プラークの破綻」といい、血栓で血管が詰まる原因とされています。脳の血管にそれが生じると脳梗塞、心臓に酸素や栄養を送る冠動脈に生じると心筋梗塞となるわけです。

たちの悪いことに、動脈硬化そのものには自覚症状がありません。しかし放置すればどんどん進行していき、ある日突然、血栓症などを発症してしまいます。

## 生活習慣病の進行も心不全の要因に

動脈硬化は、加齢による血管の自然な老化によっても起こりますが、その進み方には個人差があります。特に、動脈硬化を進めてしまう危険因子が、高血圧や糖尿病、脂質異常症に代表される生活習慣病です。

生活習慣病は動脈硬化による心疾患の発症リスクやその先にある心不全のリスクを高めてしまいます。さらに怖いのは、これといった心疾患を起こさなくても、心臓が徐々に弱って心不全に至ってしまう場合もあることです。

すでに心不全の場合は、その状態をより悪化させてしまいます。

### ・高血圧

高血圧は、日本人の生活習慣病を背景とする死亡原因の一つで、喫煙と並んで最も大きい影響を及ぼすとされています。診察室での測定値で、上の血圧（収縮期血圧）が１４０mmHg以上、または下の血圧（拡張期血圧）が90mmHg以上の場合、高血圧と診断されます。

血圧は、簡単にいうと血液が心臓から流れ出るときに、血管の壁に掛かる圧を意味します。つまり高血圧になると、血管の壁への〝当たり〟が強くなるために、血管が傷付きやすくなります。その傷から先述のＬＤＬコレステロールが入り込み、動脈硬化に至ってしまうのです。

・糖尿病

糖尿病とは、血液中の糖分が多く、血糖値が高い状態が続く病気です。体内で糖の代謝に働くインスリンというホルモンの分泌や働きに異常が生じるために発症し、大きく1型（体内でインスリンが作れなくなる）と2型（糖の摂り過ぎなどでインスリンの働きや分泌が悪くなる）、その他（疾患によるものや妊娠時の高血糖）に分けられます。

このうち、生活習慣病の一つとされているのは2型で、患者数も圧倒的多数を占めます。血液中の糖が過剰になると、細胞や組織を傷めたり、体内のさまざまな代謝のシステムを乱したりし、動脈硬化をはじめ、手足の感覚低下や自律神経障害（糖尿病神経障害）、視力の低下（糖尿病網膜症）、腎臓機能の低下（糖尿病性腎症）などの、全身に及ぶ合併症のリスクを高めます。

・脂質異常症

血液中のＬＤＬ、いわゆる悪玉コレステロールや中性脂肪（トリグリセライド）が多い、もしくはコレステロールのなかでも身体に良い働きをするＨＤＬ、いわゆる善玉コレステロールが少なくなってしまう病態を脂質異常症といいます。

ＬＤＬコレステロールや中性脂肪は血管を傷付け動脈硬化を進めることが分かっています。また、近年、ＬＤＬコレステロールのなかでも分子量が小さく血管壁に入り込みやすい、超悪玉と呼ばれるｓｄ ＬＤＬ（スモールデンスＬＤＬ）コレステロールが、動脈硬化を強力に進めてしまうことが分かってきています。これは血液検査で測定が可能です。なお、内臓脂肪型肥満は中性脂肪を増やす原因として注目されています。

困ったことに、これらの生活習慣病はかなり進行しても自覚症状がほとんどありません。健康診断を受ければ指摘されるものの、「どこも不調がないから」などと放置されがちなのも問題です。しかし身体の中では確実に異常な状態が続き、血管もこれらの悪影響を受けて動脈硬化が進み、血管年齢の老化が進むのです。

その動脈硬化もさしたる自覚症状がありませんから、10年20年と気づかないケースも少なくありません。そしてある日突然、心筋梗塞を起こしてしまえば命に関わりますし、それを免れても動脈が硬化していると心臓に負担が掛かります。いずれにしても心機能は落ちてしまい、心不全に至るリスクとなるわけです。

## ストレスも心不全を悪化させてしまう

現代社会においては、過剰なストレスによる悪影響も見過ごせません。社会生活のなかでの対人ストレスや時間に追われることによるストレスなど、人はさまざまなストレスにさらされているのが常態化しているといっても過言ではありません。

人にはもともと、ストレスへの耐性やストレスをはねのけようとする力が備わっています。このストレスは、物事に取り組む意欲や行動力につながることも多々ありますので、適度なストレスは、むしろ生きていくうえで必要ともいえます。しかし、ストレスがあまりに強くなり自身の耐性を超えると心身にさまざまな悪影響を及ぼします。

心不全患者の場合、過剰なストレスは血圧の上昇等による心臓への負担増につながります。それはあまりにストレスが強くなると、自律神経を刺激し交感神経を優位にしてしまうからです。

自律神経とは、人間が自分の意思では動かせない体温や血液循環、消化などの身体の機能を調節する神経です。おもに緊張や興奮を司る交感神経と、反対にリラックスや弛緩を司る副交感神経とがあり、全身に張り巡らされています。

この2種類の神経は、どちらかが強ければいいというものではなく、さまざまな状況に対応してその都度バランスを取ることで、身体の各臓器や組織が円滑に働くようになっています。しかし過剰なストレスを受けると交感神経が優位に立ち、バランスが崩れてしまいます。その結果、特に循環器系においては、血管が収縮しやすくなり、心拍数や血圧が上昇します。そのため心臓が血液を全身に送るのに負担が掛かり、心機能の悪化につながる可能性が非常に高くなります。

血圧が上昇するということは、収縮した血管内を血液が通る際に血管壁を押す圧が高くなるということです。したがって血管が傷付きやすくなり、動脈硬化を進める要因にもなってしまいます。

また、どんな病気でも同じですが、病気になること自体が大きなストレスとなり、意欲の減退や無力感が強まるなどの、いわゆるうつ状態を引き起こすことがよくあります。特に、心臓病のように命に関わる大病をするとそのリスクは高まります。

例えば心筋梗塞の経験者は、発作時の筆舌に尽くし難い苦痛と、死への恐怖が大きなストレスとなり、うつ状態へ移行しやすいことが分かっています。経験者の約15%は重度のうつ状態となり、軽症も含めると実に約4割にも上るとの研究報告もあります。

もちろん直接的に心筋梗塞がうつ状態の原因だと断言できるわけではありませんが、「また発作を起こしたらどうしよう」と不安と恐怖心にさいなまれ、次第にうつ状態に移行してしまうケースが多いのは事実です。さらに自律神経のバランスが崩れて心臓に負担を掛けることになり、場合によっては再発という結果をもたらすこともあります。

治療後に退院しても、うつ状態になって家に閉じこもってしまう方もいます。そうなるとせっかく病状が改善しても、その方の生活や人生は、常にいつ起こるか分からない再発におびえながらになってしまいます。そのストレスが心不全の状態を悪化させてしまうという、負のスパイラルに陥る危険性もあるのです。

## 見つけにくいやっかいな心不全が増えている！

心不全は心臓の収縮する様子（左室駆出率 LVEF:left ventricular ejection fraction の略）の違いによって2つのタイプに分けられるということは、まだあまり一般には知られていません。どちらのタイプも現在では、心臓超音波検査（心エコー）や心臓ＭＲＩ検査を実施することで、容易に診断することができます。

心臓には、血液を循環させるための2つの機能があります。全身へ血液を送り出すための「収縮機能」と、全身から戻ってきた血液を取り込むための「拡張機能」です。

医学的には収縮機能(LVEF)が低下した心不全のことを、英語の頭文字を取って「HFrEF(ヘフレフ：heart failure with reduced ejection fraction の略)」、収縮機能が保たれた心不全のことを、「HFpEF（ヘフペフ：heart failure with preserved ejection fraction の略）」と呼びます。

かつて心不全とは、このうちの収縮機能が衰えて起こる病気（ヘフレフタイプ）のみと考えられていました。しかし近年の研究により、もう1つ収縮機能が保たれているタイプ（ヘフペフタイプ）もあることが分かってきました。このタイプは、収縮はするものの拡張がうまくいかないために血液が心臓に戻りにくくなり、1回の拍出する量が減ります。また、心筋の壁が不必要に厚い肥大心となっているのが特徴です。

近年になってその存在が判明した「ヘフペフ（収縮機能が保たれた心不全）」は、加齢とともに増えるとされ、高齢者の心不全の過半数はこのタイプであるともいわれています。

**図表3　左室駆出率（LVEF）による心不全の分類**

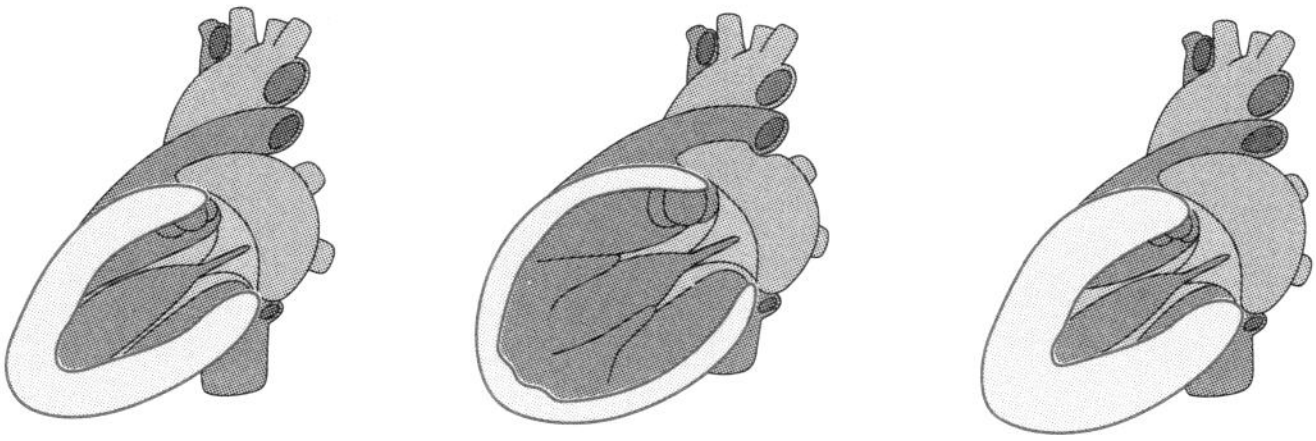

**正常心**

**拡張心**
（収縮不全）
HFrEF
ヘフレフ

**肥大心**
（拡張不全）
HFpEF
ヘフペフ

心臓の部屋のうち、最も大きな部分を占めるのが**左心室**。
左心室の収縮する力が低下した心不全が**ヘフレフ**。
収縮する力は保たれているが、左心室が厚く硬くなってしまい拡張がうまくいかずに心不全の症状を出してしまうのが**ヘフペフ**。

ヘフペフは血液が心臓に戻りにくいので、身体の血管に血液が渋滞状態になるうっ血を起こしやすく、息切れやむくみの症状を起こしやすいという特徴があります。

超高齢社会の日本では、このタイプの患者さんはかなり多いと推定されます。高齢者、女性に多く、高血圧や糖尿病、肥満のほか、心臓の病気などの基礎疾患をもっている方、特に身体活動度の低い方に多いため、症状に気づきにくく、放置してしまうケースも少なくありません。

やっかいなのは、通常の心不全の検査は収縮機能を診るものなので、このタイプは見つかりにくかったということです。

ヘフレフ（収縮不全）の場合、胸部Ｘ線検査（レントゲン検査）をすると、心臓部分を示す影が大きくなっていることなど、目に見える形で比較的分かりやすいですが、ヘフペフでは収縮機能が保たれているため、こうした所見がはっきりしないことも多いのです。

また、ヘフレフでは前段階として狭心症や心筋梗塞の発作を起こしたことがある方が多いのに対し、ヘフペフではさしたる症状もなく進行するケースも多く見られます。

特に高齢者では自覚症状がはっきり出にくく、息切れなどがあっても、「歳のせい」「体力が落ちただけ」と見過ごしてしまいがちです。そして放置したまま重症化してしまい、夜中に突然、呼吸困難を起こして救急車で運ばれてくる患者さんも少なくないのです。

治療薬も、最近になってＳＧＬＴ２阻害薬という薬が比較的よく効くことが分かってきたものの、従来研究が進んでいるヘフレフよりも選択の幅が狭く、改善しにくいのが問題です。

そんな、見つけにくいヘフペフを早期発見するのに有効とされているのが、ＢＮＰ検査です。ＢＮＰとは、脳性（Ｂ型）ナトリウム利尿ペプチドという成分名の略で、血液検査によって測定できます。

ＢＮＰは、心臓の筋肉から出るホルモンで、心臓の調子が良いと数値が下がり、調子が悪いと上がります。心臓に負担が掛かっているとき心臓が楽になりたくて出す、いわばＳＯＳのサインといえます。脳性（Ｂ型）ナトリウム利尿ペプチドという名のとおり、もともとは脳で発見されたホルモンです。その後の研究で、心臓に掛かる圧の上昇や、心臓壁が厚くなることなどで心臓にストレスが掛かり、それにより心室から分泌されるホルモンであることが分かりました。このことから「心筋ストレスマーカー」とも呼ばれ、心不全を診断するうえで有用な指標になっています。

ＢＮＰの正常値は18・4pg／mL以下です。ＢＮＰは肥満や腎機能などによって値が影響を受けるため、高いからといって必ずしも心不全の診断にはなりませんが、基準値を超えて値が大きくなるほどリスクは高いといえます。診断基準としては40pg／mL以上になると精密検査の対象となり、さらに１００pg／mL以上になると心不全と診断されます。

なお、施設によってはＢＮＰの代わりにＮＴ－ｐｒｏＢＮＰが測定されることがあります。ＮＴ－ｐｒｏＢＮＰとはＢＮＰの前駆体ホルモン（ＢＮＰが作られる基になるホルモン）であるｐｒｏＢＮＰが分解されて生じるホルモンです。ＮＴ－ｐｒｏＢＮＰも心不全診断の指標に使われますが、ＢＮＰとは異なった基準があります。正常値が１２５pg／mL以下となっており、これを超えると精密検査の対象となり、４００pg／mL以上が心不全の診断の基準値となっています。

気になる症状が現れたら、早めにかかりつけ医に相談して、血液検査でＢＮＰもしくはＮＴ－ｐｒｏＢＮＰを測定することが大切です。

## 突然死の恐れもある心不全

心不全と同じく、日本人の主たる死亡原因の一つであるがんとで進行の経過を比べてみると、がんはある時期を過ぎると急激に身体の活動性が低下するので、経過の予測がしやすいといえます。医学的に見てこの状態になったらそろそろ……と予後不良や死期を予想させる兆候が比較的はっきりしているということです。

それに対し、心不全は良くなったり悪くなったりを繰り返すのが特徴です。

多くの心不全は最初に急性心不全（急激に呼吸困難などが発症するタイプ）として発

症しますが、初期治療を行うと改善が得られるものの完治することは残念ながらなく、慢性心不全の状態に移行します。そして慢性心不全の方が何かをきっかけに再度急激に悪化して急性心不全を引き起こすこと（慢性心不全の急性増悪）もあり、急性期から慢性期まで切れ目のない一連の治療が必要とされています。

つまり慢性心不全患者はいつ急性増悪を起こして命を失うかもしれないというリスクを抱えているのです。したがって好転と悪化の繰り返しに苦しめられることになり、しかも悩ましいのは、繰り返しがどのくらい長く続くのか、医師でも正確に予測することが難しい、ということです。

まだそんなに調子が悪いわけではないから、大丈夫だろうと思っていても、次に来る悪化の波が大きいと、突然死に向かってしまうということも珍しくありません。とても調子が良くなり、まだまだ元気でいられるだろうと本人も周囲も楽観視していたのに、翌日突然、亡くなってしまうということもあり得ます。良い波も、悪い波も、それがどのくらいの大きさなのかが分からないため、経過の予測がしにくいのです。

呼吸困難など、生命の危険を示すサインはあるものの、それがいつ起こるかも分からず、本人や家族は戦々恐々の日々を送らなければならないのもつらいものです。ぽっくりいけ

**図表4　心不全の重症度分類（NYHA心機能分類）**

| | |
|---|---|
| Ⅰ度 | 心疾患はあるが身体活動に制限はない。日常的な身体活動では著しい疲労、動悸、呼吸困難あるいは狭心痛を生じない。 |
| Ⅱ度 | 軽度ないし中等度の身体活動の制限がある。安静時には無症状。日常的な身体活動で疲労、動悸、呼吸困難あるいは狭心痛を生じる。 |
| Ⅲ度 | 高度な身体活動の制限がある。安静時には無症状。日常的な身体活動以下の労作で疲労、動悸、呼吸困難あるいは狭心痛を生じる。 |
| Ⅳ度 | 心疾患のためいかなる身体活動も制限される。心不全症状や狭心痛が安静時にも存在する。わずかな労作でこれらの症状は増悪する。 |

日本循環器学会「急性・慢性心不全診療ガイドライン（2017年改訂版）」を基に作成

れば本望だ、などと言う方もいると思いますが、なんの心の準備もできていないまま、突然、人生が強制終了されてしまうのですから、本人にとっても残された家族にとっても不本意で心残りなことではないかと思います。

心不全はこのように、いつ終了ボタンが押されるか分からない恐怖を伴う酷な病気でもあります。だからこそ、心不全にならないように日頃からセルフメンテナンスをしたり、もしなったとしても再発したりしないように、常にチェックを怠らず、また心不全を発症する危険因子を極力排除したりしていくことが大切です。

心不全の予後に関しては、その原疾患にあたる心臓病の種類や、症状の重症度によっても変わってきます。心不全の症状から重症度を判断する尺度として、ニューヨーク心臓協会（New York Heart Association）が作成したＮＹＨＡ心機能分類がよく用いられます（図表4）。Ⅰ～Ⅳ度と数字が大きくなるにしたがい、治療が難しく、症状も長く続いてしまいます。

Ⅰ～Ⅳ度にわたる心不全全体の年間死亡率は7～8％ですが、Ⅲ度では20～30％と高くなります。さらにⅣ度まで重症化してしまった患者さんでは、適切な治療を受けなければ、2年以内に50％が亡くなるともいわれています。

また心不全全体では5年生存率が50％といわれています。これに対してがん患者の5年生存率は、がん全体（全部位）で約68・9％（全国がんセンター協議会、２０２１年）と改善しており、がんの種類によっては70～80％の生存率となっています。つまり、心不全は予後があまり良くなく、重症化した心不全の予後はがんよりも悪いということがいえるのです。

## 心不全が健康寿命を脅かす

心不全、特に慢性心不全のつらい諸症状のなかでも、ほぼすべての患者さんに現れるのが息切れを代表とする呼吸の苦しさです。

軽度のうちは、階段や坂道などを上ったときに息切れする程度で、「歳のせいかな」とやり過ごされてしまうことも少なくありません。しかし進行すると、少し歩いたり、身体を動かしたりするだけでも息苦しくなり、ひんぱんに休憩しなければならなくなります。

さらに進行すると、安静にしていても症状が出るようになってしまいます。寝ようとしても息苦しくて寝付けなかったり、目が覚めてしまったりします。身体を起こした姿勢のほうが楽に呼吸ができる「起坐呼吸」と呼ばれる状態は重症化のサインであり、即入院が必要です。

こうなると起きていても寝ていても苦しい状態が続き、当然、体力や気力が減退します。また単なる呼吸症状だけでなく、不眠や疲労感といった全身症状が目立ってきます。そのため、つらいから出掛けられない、家事もままならない、趣味も諦めざるを得ないなど、生活が制限されてしまうのです。

やりたいことができなくなって楽しみが奪われると、精神的な張り合いや何かをしようとする意欲もなくなってしまうのは明白です。生きていても仕方がないとつらい胸の内を吐露する患者さんを、私もこれまでに何人も見てきました。これはまさに、健康寿命が脅かされている表れといえます。

実際問題として、心不全によってどのくらい健康寿命が短くなるのかについては残念ながら正確なデータがありません。ただ、国内の研究によると、平均年齢約75歳の人が要介護になる率は年間１００人あたり2～2・5人であるのに対し、慢性心不全がある平均75歳の人では11人弱に跳ね上がるとの報告があります。

慢性心不全の恐ろしさは、肉体的なダメージだけでなく、回復してもまたいつ発作が起きるか分からないという恐怖によって、精神までも脅かされてしまう点にあります。その結果、病気と共存しながらでも生きていこうという意志も減退し、せっかく長生きできてもかえって苦しい日々が続くことになってしまうのです。

# 第2章

## 心不全の専門医が解説

# 再発を防ぐ治療「心臓リハビリテーション」の基礎知識

## 心不全の治療目的は〝いきいき、長生き〟

「心不全になってから、友達と遊びに行けなくなった……」「毎日身体がだるく、生きがいが感じられない……」そんなふうに肩を落とす患者さんを、これまでに数えきれないほど見てきました。

すぐ疲れてしまう、胸が苦しくなる、むくみがあって動くのがおっくう……心不全の患者さんが抱えるつらさを少しでも減らし、長生きできるよう、国内外で新薬や新しい治療法の研究開発にたゆまぬ努力が続けられています。もちろん私たち循環器医も使命感をもって、最新鋭の知見を駆使し治療に最善を尽くしています。

しかし、医療の発展をもってしても、心不全になってしまった心臓そのものを発症前の状態に戻す治療法は残念ながらまだ確立されていません。

したがって心不全の治療目的は、悪化予防と症状軽減により、心不全があってもできるだけ楽に生活できるようにすることにあります。一言でいえば〝いきいき、長生き〟です。

心不全に対する治療は、病状によっては手術や、危険な不整脈による突然死を予防する医療機器（植え込み型除細動器：ＩＣＤなど）が適応になる場合もありますが、基本的には薬物療法と日常生活の管理を２大柱とし、症状を抑え心臓への負担減を図ります。

本書のテーマである心臓リハビリテーション（以下：心臓リハビリ）は、このうち「日常生活の管理」に分類される治療法であり、予後改善と症状の軽減の両方で、その高い効果が注目されています。

## 心臓リハビリって何？

リハビリテーション（以下：リハビリ）といえば、一般的には、怪我をしたアスリートが競技に復帰するために行うものや、脳卒中などで身体に麻痺が残った場合に、身体を動かせるようにするため行うもの、といったイメージが強いと思います。

しかしそれに「心臓」が付くと分からなくなってしまいます。心臓リハビリという言葉自体は聞いたことがあっても、いったい何をするリハビリなのかはよく分からない、という方も多いと思います。

実際、一般人５７１６人を対象に実施したリハビリに関する社会的認知度アンケートでは、「骨折や脳卒中後のリハビリを知っていますか？」という問いに対しては97％の人が「知っている」と回答したのに対し、「心臓リハビリを知っていますか？」との問いに対しては30％にとどまっています。

このようにまだまだ日本ではなじみが薄い心臓リハビリですが、実はこれこそが、心不全患者を救う非常に強力な治療法なのです。

心臓リハビリは、改善と悪化を繰り返しながら徐々に心機能が低下していく心不全に対し、その悪い流れを食い止めたり遅らせたりするには運動が有効である、と分かったことから開発された治療法で、ここ30～40年の間に国内外で発展し、広まってきました。今では慢性心不全の悪化を防ぎ、命に関わる心筋梗塞のような大きな心臓病の発症、再発リスクも抑える有効な方法としての揺るぎない評価を得ています。

## 「心臓病には安静が大事」は過去の話

しかし運動が身体に良いことは分かっていても、「心臓が悪いのに、大丈夫？」と不安になる方もいると思います。

かつては心臓病の治療法に対する選択肢が少なく、大がかりな外科手術など身体的な負担の重い治療が主流でした。そのため、術後1カ月程度は安静にしているほうがいいと、医療関係者の間でもいわれていました。

しかし、今は治療技術が進歩し、薬物治療やカテーテル治療などの、身体への負担が少なく、かつ治療効果も十分に得られる治療法が普及したため、そのような長期にわたる安静は不要であるという考え方に変わってきました。

それどころか、安静が長期にわたるとかえって身体に良くないというのが今の常識です。動かないでいると、筋肉が衰え運動能力が低下してしまいますし、空腹もあまり感じることなく食欲も落ちていきます。呼吸機能も適度な運動で鍛えられますが、じっとしていればそれも低下してしまいます。このように、安静が過ぎると全身が弱っていってしまうのです。これを医学用語では「デコンディショニング」といいます。

コンディションは体調やものの状態が整っていることを表す意味合いでよく使われますが、「デ」が付くと反対の意味になり、「調節がうまくできない状態」を指します。

そうなっては心臓の病気自体は治療で改善したとしても結局、全身状態は悪くなるばかりで、生活に支障をきたすことにもなりかねません。

　これは心機能にも悪影響をもたらします。例えば筋肉量が減り、筋力が落ちると血流が悪くなります。これは、筋肉が心臓以外の「第２のポンプ」の役割をもっており、手足の末梢から血液を心臓に押し戻すよう働いているからです。その力が弱くなれば当然、血流が悪くなりますので、メインポンプである心臓が頑張らなければなりません。そうなると心臓に余計な負担が掛かってしまいます。

　このように、心臓以外の臓器や組織の状態が良好であればこそ、心臓も安定して働くことができるのです。

　身体を動かすことの大切さは、１９８０年代以降おもに米国で、数々の研究を基に提唱されるようになりました。国内にこの考え方が入ってきたのは１９８０年代の終わりで、90年代に入ってから急性心筋梗塞の治療を受けた患者さんが、その後の生命予後を延ばしかつ生活の質を高めるための運動療法を端緒に、研究が盛んになってきました。２００２年には国内で初めて、「心疾患における運動療法に関するガイドライン」が制定され、循環器専門病院をはじめ多くの医療機関で、患者さんに対して広く行われるようになったのです。これが心臓リハビリの始まりです。

# 退院後の「通院心臓リハビリ」が〝いきいき、長生き〟のカギを握る

ところで心臓リハビリは、どこで受けるかによって大きく「入院心臓リハビリ」と「通院心臓リハビリ」に分けられます。

入院心臓リハビリは文字どおり入院中に行われるリハビリを指します。心筋梗塞や、心不全の悪化で呼吸困難を起こすなどの急性疾患で入院し、手術などの外科的処置を受けたあとに行われるリハビリで、個々人の体調にもよりますが、ほとんどの場合、治療翌日から開始し、1～2週間ほどの入院期間中、ほぼ毎日行われます。

この入院心臓リハビリで重きがおかれるのは退院を目標とした動作の獲得で、別名「離床プログラム」とも呼ばれています。ベッドで上半身を起こすことから始まり、立ち上がったり、歩いたりする練習をしながら、心拍数や血圧などの身体状態をその都度チェックし、安全に動けるようにしていきます。そして家庭生活に戻れるだけの機能を取り戻せたら退院の運びとなります。

こうして、入院中の筋力や体力の低下を防ぎ、まずは退院できる身体レベルにするの

**図表5　心不全の心臓リハビリテーション標準プログラム**

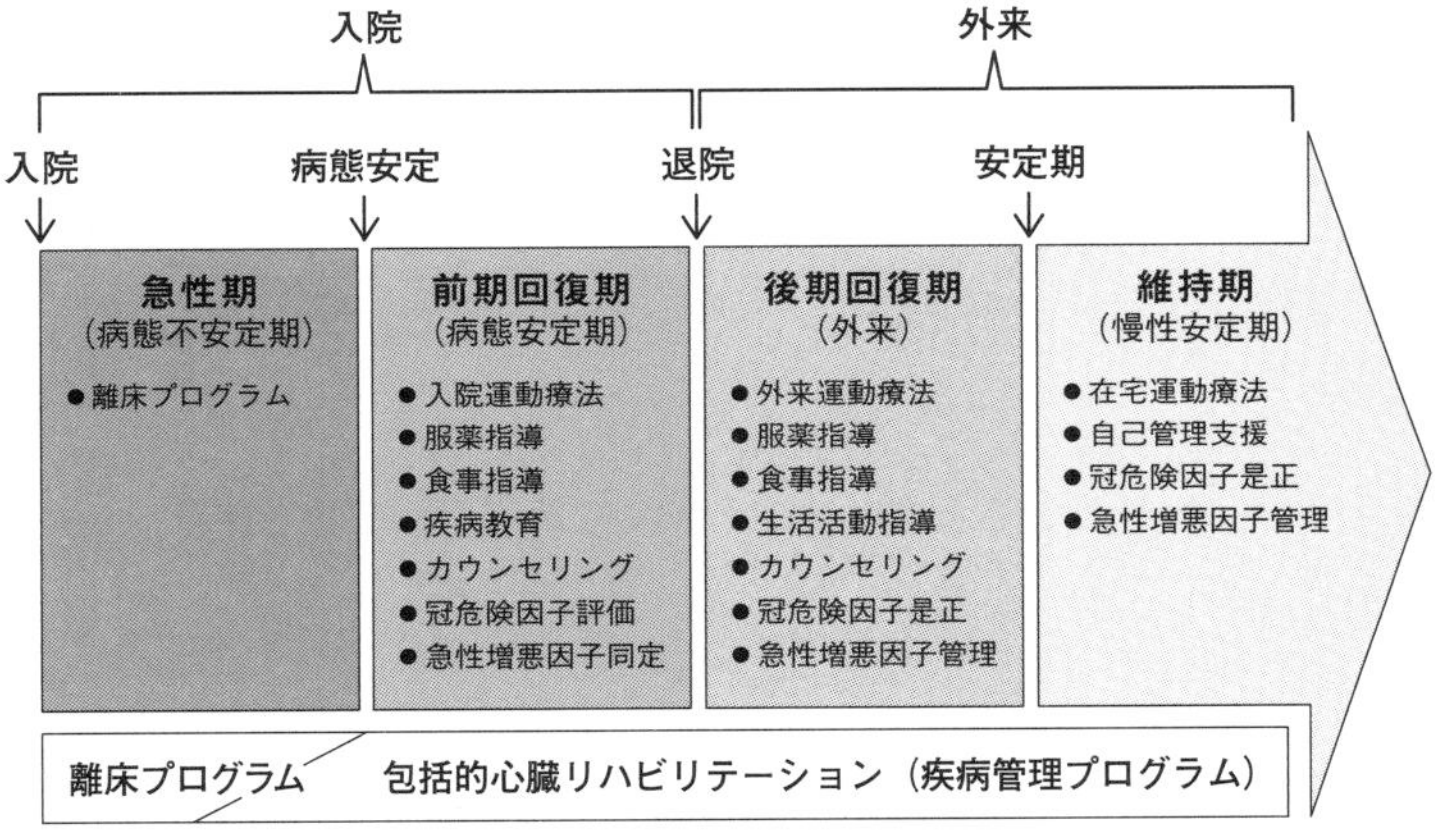


出典：日本心臓リハビリテーション学会「心不全の心臓リハビリテーション標準プログラム（2017年版）」

がこのリハビリの目的です。

ただし、このリハビリで得られるのは、家庭生活での最低限の機能といえます。入院心臓リハビリでは、仕事や地域活動を入院前と同じようにできるまでの、より強い機能回復は目標としていません。入院心臓リハビリ終了後、入院前の家庭生活に近づけるためのより高度な運動能力獲得や、再発予防のためのリハビリも行われますが、昨今は入院期間短縮の流れから、重症で長期入院が必要なケースを除きあまり力を入れられていないのが実状です。

そこで、その部分を担うために「通院心臓リハビリ」が開発され、その重要性が医療界でも強く認識されるようになってきたのです。

通院心臓リハビリは、退院後通算１５０日間まで公的保険で受けられる、社会復帰を目的としたリハビリです。病状にもよりますが、患者さんは基本的に週２～３回、心臓リハビリを行っている医療機関へ通院して受けます。この通院心臓リハビリでは運動療法のほか、栄養指導や心理面のサポートなども受けられます。

これまで説明した心臓リハビリは、この通院心臓リハビリをも含めた包括的なものを指しています。以降、「心臓リハビリ」は通院心臓リハビリをも意味する用語として使用していきます。

## 心臓リハビリを受ければ、予後がぐんと改善する！

心筋梗塞を起こしてしまったり、心不全で呼吸困難を起こしたりして入院経験のある方のなかには、「入院しているときにリハビリをやったから、自分はもう大丈夫」と思っている方もいるかと思います。しかし残念ながら入院心臓リハビリだけでは、予後の改善や、心筋梗塞などの命に関わる疾患の再発予防効果は十分には得られません。

まず、予後の改善については、入院心臓リハビリのみを受けた方と、通院心臓リハビりまで受けた方との、退院後5年までの生存率と心不全再入院回避率を比較した研究[※1]があります。

その調査結果を見ると、ヘフペフ、つまり心臓の収縮機能が保たれている心不全の場合、通院心臓リハビリを受けた方の生存率と心不全再入院回避率は5年かけて緩やかに7割程度まで低下します。これに対し、通院心臓リハビリまで受けていない方では2年後にはすでに7割を下回り、5年後には5割にまで低下してしまいます。

また、心臓の収縮機能が低下してしまった心不全であるヘフレフにおいては、通院心臓リハビリを受けた方が5年後6割程度まで緩やかに低下していくのに対し、通院心臓リハビリまで受けていない方は2年後に6割を下回って、5年後には5割近くにまで低下します。

この結果から、どちらのタイプの心不全であっても、通院心臓リハビリを受けた方のほうが、その後の予後改善が得られることが分かります。

一方、心筋梗塞の再発予防については、米国の研究で、心筋梗塞を患った患者さんを「運動療法（心臓リハビリ）を継続した方」と「運動療法（心臓リハビリ）を継続しなかった方」とに分けて6年半調査した結果、運動療法を継続した方の寿命は心筋梗塞にならなかった方とほぼ同じだったのに対し、運動療法を継続しなかった方の多くは再発し、高い割合で亡くなっているという結果が出ています。

【※1】Kamiya K, et al. Circ Heart Fail. 2020;13:e006798.

## 慢性心不全への効果も確認

心臓リハビリが国内で実際に治療の一環として行われ始めたのは、１９８０年代の終わりからですが、当初は、心筋梗塞や狭心症、心臓手術後など、心機能が急激に低下する状態が対象でした。しかしその後の研究で、こうした大きな心臓病や大がかりな手術のあとだけでなく、長年にわたり徐々に悪化していく慢性心不全に対しても、心臓リハビリが有効であることが分かってきました。

心臓リハビリのプログラムの一つである運動療法を慢性心不全の患者さんに行った場合と、行わなかった場合とで、その後の心不全による入院や死亡の回避率を比べる研究では、運動療法を行わなかった患者さんの回避率が約３年を境に激減し、約５年後には2割を下回るのに対し、運動療法を行った患者さんの回避率は長期間にわたって9割以上を維持し、5年後においても6割ほどで横ばいという結果【※2】も出ています。

このように、継続して心臓リハビリを行った群と行わなかった群とではその後のリスクに大きな差が付いており、日数が経つほどその差はさらに大きく開いていくのです。

【※2】Belardinelli R, et al. Circulation 1999;1173-82

## 心臓リハビリを受ければ、動作も呼吸も楽になる！

２０００年代に入ると、運動だけでなく食事やその他の生活習慣の見直し、また精神面の安定を図ることも、心不全の予後改善には重要であることが分かってきました。このようにして心臓リハビリには、運動療法以外のアプローチも取り入れられるようになり現在に至っています。

心臓リハビリの効果は、予後改善だけではありません。生きるうえでの満足度を表すＱＯＬ（生活の質）向上にも有用であることが複数の研究から明らかになっています。

運動能力は簡単にいうと、大きくて強い動作や長時間続ける動作がどれだけできるかということです。運動には多くの酸素を必要とするので、酸素を肺に取り込む力（酸素摂取量）が能力を測る指標の一つとなります。心筋梗塞などの心臓病で外科的治療を受けたあと、運動能力が著しく低下した患者さんを対象に、一人ひとりの心臓リハビリ開始時と、心臓リハビリを受けて３カ月後の酸素摂取量を比較したところ、ほぼ全員の心肺能力が上がっていました。心臓リハビリによって運動能力が向上したことが分かります。

このように、心臓リハビリを受けると動作も呼吸も楽になるのです。私のクリニックでも、心臓リハビリを始める前は大通りの横断歩道が青信号のうちに渡りきれず、ぜいぜいと息切れして途中の分離帯で休まなければならなかったのが、心臓リハビリ後は余裕で渡れるようになり、外出が楽しくなったとうれしそうに話してくれた方がいました。この患者さんはその後も元気に、お友達と誘い合ってランチやショッピングに出掛けています。また、これまで13回もの心不全による入退院を繰り返していた方が、14回目の入院で入院中から外来まで心臓リハビリを継続したところ、その後４年間一度も心不全の再増悪もなく今も元気にいきいきと生活しているという例もあります。

予後が良くなり、かつ、満足のいく生活が送りやすくなる――これはまさに「健康寿命の延伸」そのものです。かつてはなすすべもなく心臓が弱ってきて死を待つばかりだった慢性心不全の患者さんにとって、心臓リハビリの登場は患者さんの希望をつなぐ救世主といってもいいくらい効果的な治療法となったのです。

## 全身状態を良くして心臓を助ける

しかし「心機能は一度落ちたら元に戻らないはずなのに、動作や呼吸が楽になるのはなぜか」という疑問を抱かれる方もいるかと思います。これには、心臓リハビリという言葉から受けるイメージが影響していると考えられます。心臓リハビリ＝心臓のリハビリ、だから心臓を鍛えること、だと思われがちです。

しかし、これは大きな誤解です。心臓リハビリとは、実は心臓以外の臓器や身体の組織の状態を良くするプログラムなのです。

端的な例として、多くの患者さんが悩まされている主症状の一つ「息苦しさ」を挙げます。心不全になると、ちょっとのことで息苦しくなるのは、心臓が弱っているせいで運動能力が落ちてしまったから、と思っている方が多いと思います。

ところがこれもよくある誤解で、実は、運動能力と心臓の強さ（収縮力）とは関係がなく、むしろ手足などの身体を動かす筋肉（骨格筋）の筋力や筋肉量が関係していることが分かっているのです。これは、筋力や筋肉量が低下していると、少しの動作でも筋肉に疲労物質が溜まりやすく、それを神経が感じて息苦しくなってしまうというメカニズムだと考えられています。裏を返せば筋力を付ければ疲労を感じにくくなり息苦しさも改善する、ということです。

運動が心臓への負担を減らす効果は、運動能力を上げるほかにもたくさんあります。血圧を下げたり血管の状態を良くしたりして動脈硬化の進行を抑えますし、生命維持に深く関わっている自律神経を整え、リラックスした状態をつくり、呼吸や心拍数を整える効果もあります。筋力が付き運動能力が上がれば動作も楽になりますし、不安解消などの心の安定にもつながります。こうした数々の効果が総合的に発揮されることで、呼吸や動作が楽になり、快適な生活を送ることができるようになる、というわけです。

## 「元気になった人は、リハビリ不要」の誤解

心筋梗塞などの心臓病で手術などの治療が無事に終了すると、苦しかった症状はいったんなくなり元気になる人がほとんどなので、リハビリといわれてもなかなかピンときにくい人も多いと思います。これが手足のリハビリとは違うところで、心臓病の手術を受けたあとの患者さんは見かけ上、発症前となんら変わりなく見えることが多々あります。私のクリニックでも、これから心臓リハビリをします、と説明するとまず、「入院前とそれほど変わらず動けるのに、どうしてリハビリが必要なの？」とけげんな顔をされる方も少なからずおられます。

しかし、たとえ〝見かけ上〟は元気になっても、〝見えない部分〟にはまだ問題があり、それが心臓にダメージを与えたり、命に関わる病気の再発を引き起こしたりしてしまう火種になりかねません。心筋梗塞を例に挙げれば、この病気が将来心不全を引き起こす大きな原因疾患の一つであることはすでにお話ししたとおりです。本人は元気になったつもりでも、心筋梗塞で壊死した心筋は元に戻りませんから、長い目で見れば心機能の低下は避けられません。壊死した心筋の範囲が一定以上に大きい方は、心不全になるリ

スクも高いといえます。

また、心筋梗塞の原因となる冠動脈の動脈硬化は、悪い生活習慣を続けていると再び進行してしまいますので、ほかの部位が閉塞して再発する恐れもあります。

「もうあんなつらい思いをしたくない」――心筋梗塞を発症した方は誰もが口をそろえてそう訴えます。心臓リハビリはそんな「いつどうなるか分からない」不安を払拭できる、予防のノウハウが結集されたプログラムなのです。そしてもちろん、心不全の発症や悪化の予防にもなります。

なお、心臓リハビリによる予後改善やＱＯＬの向上は、心筋梗塞や心不全以外の病気でも証明されており、今は心臓病だけでなく大動脈瘤や大動脈解離、また閉塞性動脈硬化症などの血管の病気に対しても行われています。複数の疾患を併せ持っているケースに対しても適応となります。

不整脈だけでは心臓リハビリの適応になりません。ただし、心房細動やペースメーカーが必要になるほどの徐脈性不整脈は、心不全の条件を満たしていることが多いため、適応になります。

## 健康寿命が延び、自分らしい生活ができるように

心不全の予後が良くなり、普通の生活もある程度続けられるようになる、といった心臓リハビリが〝いきいき、長生き〟の効果を生み出せるのは、心臓リハビリのプログラムが「患者さんを一人の、社会のなかで生活を営む〝生活者〟としてとらえることが重要」との考え方に基づいてつくられているからです。

医療従事者向けの、『心血管疾患におけるリハビリテーションに関するガイドライン』には、「快適で活動的な生活を実現することをめざして」と明記されています。ここでいう活動的というのは、「やりたいことができて、いきいきしている状態」と解釈できます。逆にいえば、疾患は悪化させずに済んだとしても、その方がやりたいこともできずに家でじっとしていなければならないというのでは、目的を達したことにはならないということです。

病気になってイライラ、クヨクヨしていないか、思うように動けないために地域や家族のなかでの役割を失っていないか、仕事をもっていれば以前と同じように復職できているか、といったことも、患者さんにとってはとても重要なことです。このように生活

全般にわたり、心身をできるだけ良好な状態に整え、その方らしい生活を送れるようにするのが心臓リハビリの目的です。

心不全への心臓リハビリの目的をおさらいすると、

・心不全の悪化、再入院を防ぐ
・その方らしい生活ができるようになる

この2つが達せられれば、心不全であっても健康寿命を延ばし、〝いきいき、長生き〟を実現できるのです。

心不全の悪化や再入院の不安が減り、自分らしい生活ができるようになれば、精神面にも良い効果がもたらされます。

心臓病になると、自分がいつ死ぬか分からないといった不安にかられやすくなるものです。病気になるまで、バリバリと社会の第一線で活躍していた方ほど、その不安は強まる傾向にあります。自分がいなくなったら、仕事は、会社は、残された家族はどうなるのだろうなどと、背負っているものが多いほど、「もしも」のことをあれもこれもと思い悩んでしまいがちです。特に、心筋梗塞を起こした方は、発症時に死を覚悟するほどの苦痛におそわれ、治療後も医師から、次に起きたら命は保証できない、と釘を刺されるなどしますので、再発への恐怖を常に抱えている方が多いのです。

発症前は自信に溢れ、仕事もプライベートも充実していたのに、発症後仕事ができなくなったり、趣味や人との交流もままならなくなったりして挫折感を味わい、自分に自信がなくなってしまうケースがとても多いです。

失われた自信を取り戻すには、まず根底にある健康不安を払拭する必要があります。言い換えれば、自分の健康に自信をもてるようになることです。その点、心臓リハビリは精神的なフォローも含め、全身の状態を良くすることに主眼がおかれますから、リハビリを受ければ着実に健康へと近づき、病気の再発や悪化の恐れは遠のきます。不安が少なくなり、生活の質が高まれば「まだまだやれる」と自信を取り戻すことにつながります。

また心臓リハビリは受け身ではなく、スタッフと相談しながら患者さん自身が目標を立て、実行し、達成を目指すといったように、患者さんの主体性を尊重します。決して「これやって」などと、スタッフの一方的な指示でリハビリが行われるようなことがあってはなりません。したがって、目標を達成するとそれは患者さんにとっての成功体験となります。人に言われたからではなく、自分が能動的にやって成果が出たという実感が得られるからです。この積み重ねが、病気になって自信喪失してしまった患者さんにとってなによりの〝薬〟となるのです。

自信を取り戻し、会社や家庭などの自分の居場所でいきいきと暮らせるようになるためのサポートが、心臓リハビリには凝縮されているのです。

## 心臓リハビリは、生活全般に目配りする〝包括的なリハビリ〟

心臓リハビリは、「リハビリ」という字面から、とかく「運動すること」ととらえられがちなのですが、ここに挙げた目的を達成するには、運動だけをすればよいというわけではありません。

もちろん運動療法は心疾患リスクを下げるエビデンス（科学的根拠）があり、心臓に良いことは揺るぎようのない事実です。しかし、それだけでは悪化や再入院を予防し、より質の高い生活を送れるようにするには不十分、ということです。

例えば暴飲暴食ばかりしていればどんなに運動をしても健康に良いはずがありませんし、強いストレスがあったり、眠れなかったりすれば、それも不調を招く要因になります。

このことはデータでも明らかになっています。再入院してしまう背景には水分や塩分の摂り過ぎや、薬の飲み忘れ、過労、精神的ストレスなど、日常生活上の要因が上位にあることが分かっています。悪化や再入院の要因は、生活全般にひそんでいるのです。

このことからいえるのは、心臓リハビリは確かに、運動療法から発展してきた治療法ではあるものの、再入院を予防するには、運動だけでなく栄養にも気をつけたり、禁煙や睡眠なども含めた生活習慣全般を見直したりすることも、とても大切だということです。また、心不全の患者さんは、緊張や不安があると、心臓の働きや血管の収縮に影響するため、ストレスをうまくコントロールし精神的な安定を図ることも重要視されています。

そのため心不全の心臓リハビリでは、患者さんに対し悪化や再入院を予防するための〝生活全般にわたる〟指導やサポートが行われます。

このように、心不全への心臓リハビリは患者さんを取り巻くすべての要素をとらえ、必要なサポートを行うことから、「包括的心臓リハビリテーション」とも呼ばれています。

医療従事者向けの心臓リハビリに関するガイドラインでは、包括的な心臓リハビリを次のように定義しています。

①心臓病によって低下した身体の機能をより高め（運動療法）
②活動時の症状を軽減するとともに、安全に活動できる範囲を設定し（運動処方）
③抑うつや不安を解消し自信を回復させ（カウンセリング）
④心臓病の悪化による入院の予防、生活の質の向上、さらには寿命を延長させること（予後改善）

を目指した治療プログラム

心不全の悪化やそれによる再入院を防ぐには、こうした多方面からのアプローチが求められており、患者さん一人でこれらを実践していくのは非常に大変ですし、そもそもどうやったらいいか、分からない項目もあると思います。

一人で試行錯誤するよりも、このように医学的な裏付けのあるプログラムを用いた心臓リハビリを受けるほうが、適切で確実、かつ、効率良く、社会復帰に向けた取り組みができるのは明らかです。しかも、１５０日間は公的保険が適用されるのですから、受けない手はありません。

こうした包括的なリハビリを行うためには、多職種によるチーム体制で臨むことが求められます。運動、栄養、心理など、それぞれの分野に精通した専門スタッフが関わり、情報を共有し、連携を図りながら協力していく必要があるということです。

心臓リハビリでは代表的な職種だけでも、医師、看護師、理学療法士、作業療法士、管理栄養士、薬剤師といった多くのスタッフがチームとなり、一人の患者さんを支えていきます。

## 自分に合った方法を教えてもらえる

心臓の病気を患ったといっても、患者さん一人ひとり、病態も違えば年齢、生活習慣などのバックグラウンドも皆それぞれです。運動療法一つ取ってみても、定期的に施設に来て運動すれば、確かに運動習慣は付くかもしれませんが、心不全の悪化予防という目的を達するためには、画一的なプログラムを繰り返すだけでは一人ひとりに合った策にはなりません。

例えば高齢で、ゆっくりとしか歩けない方と、働き盛りの年代で身体もよく動く方が、同じ内容や量の運動を行っても得られる効果は満足のいくものにはなりません。ただ身体を動かすだけではなく、「運動の質」にこだわり、その方にとって効果的な運動内容を提供できるのが、心臓リハビリの良さといえます。

栄養指導でも、細やかな個別対応が求められます。

食生活、食習慣というのは一人ひとり皆違い、千差万別です。例えば一口に塩分を摂り過ぎている、といっても、その方が普段、間食として塩辛いおせんべいやスナック菓子を好んで食べているのと、間食はしないが食事で塩辛いものが多いのとでは、食生活の改善の方向性がまったく違ってきます。とかく栄養指導では、「高血圧改善には減塩、高血糖の改善には甘いものを控えるのがよい」といわれますが、実際にはそう一筋縄ではいかないということです。

さらに、食習慣というものは昔から培ってきて今に至っているので、それをすぐ変えるというのは、ストレスも掛かり、なかなかうまくいかないものです。そこで少しずつ、段階的に変えていき、心臓に良い食事に慣れ、新しい食習慣を付けていくための〝移行計画〟を立てる必要があるのですが、それも一人ひとり、それまでの食習慣の内容や嗜好性によって変わってくるといえます。例えば甘いものが大好きでスパッとやめられなければ、食べる頻度や、一回に食べる量を少しずつ減らしていき、だんだんと甘いものがなくても大丈夫なようにしていく、などです。

これを専門的なアドバイスを受けず患者さんが自分でやるとなると、うまくいく方もなかにはいると思いますが、途中で挫折してしまったり、栄養バランスが崩れてしまったりなどで効果が出ないことも多々あります。

心臓リハビリでは、看護師や管理栄養士等の専門スタッフが、これまでの病気の経過や血液検査の結果などを基に、その患者さんの栄養摂取の傾向をつかむとともに、日頃の食事内容を丁寧にヒアリングし、改善点や食事の工夫などを患者さんにアドバイスします。

このように、個別の状況に応じた目標を立て、達成するにはどうしたらいいかも、個別にスタッフと患者さんが話し合って決めていきます。個別対応は患者さんがモチベーションをもって、主体的に目標を達成しようとするうえで非常に大切なことであり、心臓リハビリの鉄則ともいえるのです。

## 心臓リハビリには、年齢制限がない

心臓リハビリの大切さは分かったけれど、自分はもう歳だし、今さらリハビリしても……と及び腰の方もいるかと思います。しかしそんなことはありません。心臓リハビリは生活全般にわたる、心不全の悪化を防ぐためのプログラムです。いつから始めても、始める前よりは動作や呼吸が楽になり、予後も良くなります。年齢だけが理由で心臓リハビリの適応外になることはありません。むしろ筋力が低下する高齢者ほど、積極的に行うことが勧められます。また心臓リハビリはいつまで続けるべきものなの？との質問をよくされます。それに対し私は、長く健康でいるためにはできる限り生涯にわたって続けることが大切です、といつも説明しています。

米国で、心臓病の高齢者でも、年齢にかかわらず心臓リハビリが有効なのかどうか確かめる研究が行われました。その概要は、733人の心臓病患者を65歳未満、65歳以上80歳未満、80歳以上の3群に分けて心臓リハビリの有効性を比較検討したというものです。

結果は、年代問わずすべての患者グループで、心臓リハビリ後の運動能力が大幅に向上したというものでした。また、不安や抑うつ状態の改善も見られました。

サルコペニアと呼ばれる、極端に筋肉量が少ない状態や、心不全の症状が重い場合には心臓リハビリを受けられないこともまれにあります。しかし、受けるのに問題がない心身状態であれば、年齢は関係ありません。

## 家族歴があっても心疾患の発症リスクは回避できる

両親や祖父母など親族のなかに、狭心症や心筋梗塞といった、虚血性心疾患を患った方がいると、自分も発症しやすいのではないかとか、発症したあとに心臓リハビリを受けても効果は薄いのではないか、と心配する方もいるのではないかと思います。

確かに、高コレステロール血症患者を対象とした国内の研究で、虚血性心疾患の家族歴があると、虚血性心疾患のリスクは約3倍に上昇するとの報告があるなど、家族歴がない方よりは、ある方のほうが、リスクが高いことが分かっています。

しかし、近年の研究では、そうした体質の遺伝によりリスクが高い方でも、生活習慣に気をつけることで虚血性心疾患の発症リスクを抑えられることも分かってきました。

また、家族歴がまったくなければ無縁というわけにはいかず、普段の生活が乱れていれば発症リスクは高くなります。

したがって、心臓リハビリをしっかり受けて生活習慣病の発症や進行を食い止めることができれば、家族歴の有無にかかわらず心不全の悪化も防ぐことが可能です。体質だから何をしても仕方ない、などと諦める必要はまったくありません。

## 「運動」「食事」「ストレスマネジメント」が３大柱

このように心臓リハビリは生活全般に対して心不全の悪化予防に役立つ策を実践していく場ですが、特に重視しているのが運動、食事、そしてストレスマネジメントです。

運動が心不全の悪化予防に良いことは、国内外の多くの研究により裏付けられています。食事については患者さん一人ひとりに合った「心臓に優しい食生活」を提案し、できるだけ無理なく実践できるようにすることが主目的となります。具体的には、心疾患の背景にある動脈硬化を進めないための指導に重点がおかれます。

運動、食事と並び軽視できないのがストレスです。それは心機能が自律神経の影響を受けやすいからです。過剰なストレスが掛かることで緊張や興奮が高まると血管が収縮し、血行不良や高血圧を引き起こしやすくなります。そのために心臓に負担が掛かり、状態を悪くする恐れがあるのです。

また、心不全になっていること自体がその方を悩ませたり、落ち込ませたりして、自信を喪失させたり、生きる意欲を奪ったりすることも大きな問題です。心不全と付き合いながら、前向きにより良い人生を送れるよう、心臓リハビリでは手厚くサポートしていきます。

## すべてのプログラムの基礎となる「セルフモニタリング」

毎日の健康状態を確認することは、心不全の患者さんにとって、状態の悪化をいち早く発見するためにとても重要です。また、心臓リハビリを担当する医療スタッフにとっても、リハビリの日以外の患者さんの健康状態を毎日の記録から知ることで、リハビリ内容ややり方の見直し、あるいは速やかに治療へつなげるなど、その患者さんに必要な対応を迅速に取ることができます。

モニタリングの項目は「体重」「血圧」「脈拍」が基本となり、患者さんの病状に合わせて、これらに食事や運動、睡眠の記録などが加わります。心臓リハビリでは患者さんと相談のうえ、記録する項目を決めていきます。

## ◆体重

心不全のあるなしにかかわらず、１日や２日で急に体重が増えるような場合は、その増加分はほぼ水分であるといえます。心不全の患者さんの場合、病状が悪化すると、むくんだり息切れが出たりしますが、それは足や肺など体内に水分が溜まっているからです。つまり血液の循環が滞ったために水分が溜まりやすくなっているということで、その血液中の水分の増加分が、体重の増加となって現れるというわけです。

血液中の水分の増加は、水分や塩分を多く摂ったり、薬を飲み忘れたりすることなどでも起こることがあります。毎日体重を量っていれば、こうした異常のサインを見逃すことなく、速やかに原因を突き止め適切な治療やケアへつなげられます。

〈体重の量り方〉

朝起きたとき、いつも着ているパジャマのままで、といったように、毎日、同じ条件で量ることがポイントです。適正体重は患者さんによって違いますので、主治医に確認しておきます。なお、病状によっては、一日に摂る水分量の目安を設けることもあります。

## ◆血圧

血圧は高過ぎても低過ぎても、心臓機能の異常を表しています。高血圧が進行すると動脈硬化が進み、心筋梗塞などの突然死につながる病気を発症するリスクが高まりますし、逆に低くなると、心臓の血液を全身に送り出す機能が低下していることがあります。

ただし血圧は、その日の体調や感情によっても上下しますし、環境が変わることでも影響を受けます。測定するときの状況が異なっていると、毎日測っても比較がしにくく、異常のサインを見逃してしまう可能性があるので、毎日決まった時間、同じ条件で測り、日常生活と照らし合わせながら、変動の原因が病気の悪化にあるのかどうかをチェックする必要があります。

〈血圧の測り方〉

　毎日、朝と晩の2回測ります。朝の血圧は起床後1時間以内で排尿後、食事や服薬の前に測ります。夜の血圧は服薬後、寝る前に測ります。

　胸痛などの症状が出たときには、これらとは別にできるだけ早く測定します。

　血圧計は以前からある上腕で測るタイプのほか、昨今は手首や指で測るタイプもあり、病気でない健康な方の日常のチェックが目的であればそれらでもいいのですが、心不全の患者さんには、安定して精度の高い測定ができる上腕式をお勧めします。

　計測時はリラックスして座り、脚は組まないようにします。血圧計とつながった腕帯と心臓の位置が同じ高さになるようにし、腕帯はぴったりと、素肌または薄い衣服の上に密着させるように巻きます。測定中は手の平が自然に上向きになるようにし、腕の力を抜きます。

### ◆脈拍

　脈拍は心拍数をほぼ表しています。脈拍数を測ることにより、自己の心臓の働きが分かります。脈拍は速過ぎても遅過ぎてもよくありませんし、一定間隔にならずリズムが乱れているのも異常のサインとなります。

脈を自分で測ることを自己検脈といいます。毎日続けることにより、いつもと違うときにすぐ気づくことができるので、早期のケアや治療につながります。心臓リハビリを受ける患者さんには、セルフモニタリングの大事な一項目として、原則毎日、自己検脈し、記録してもらいます。

〈脈の取り方（自己検脈）〉

楽な姿勢で椅子に座り、手首の関節からややひじ寄りの親指側を、もう一方の手の人さし指、中指、薬指をそろえてそっと押さえます。脈拍数は、時計を見ながら15秒間測り、４倍すれば１分間あたりの値を出すことができます。健康な方の安静時の脈拍数は60〜80程度／分です。１０１を超えると頻脈が疑われます。

## 自己管理に役立つ手帳の活用

心不全の患者さんは、診断を受けたときに医療機関から血圧や脈拍などを書き留めておくための手帳を渡されます。一般的に「心不全手帳」や「心不全自己管理シート」と呼ばれるもので、心臓リハビリの際にも患者さんはこちらに、日々のセルフモニタリングの記録を付けます。書き留めておくことで、体重や血圧などの体調を知るうえでの指標の変化を知ることができるとともに、心臓リハビリのスタッフへはこれを見せるだけで、家にいる間、体重や血圧などがどのように変化しているかを伝えることができるので便利です。

ほかにもセルフモニタリングに有効なのが「血圧手帳」です。心不全の患者さんで過去に高血圧の診断を受けたことがある方は、持っている方もいると思います。これは心不全の患者さんだけでなく、高血圧や生活習慣病の患者さんも毎日記録していくことで、体調変化をいち早く知って治療に役立てることができます。

またこれまでに処方された薬を記録した「お薬手帳」も大切です。心不全以外にも複数の疾患をもっている場合、新たに処方される薬と悪い飲み合わせとなることを避けるためにもこの記録が必要となってきます。

心臓リハビリではいずれかの手帳＋お薬手帳を運用、確認しながら、その内容をリハビリに役立てていきます。

## 図表6 心不全自己管理シート

| | | | | | | | | | | | | | | | |
|---|---|---|---|---|---|---|---|---|---|---|---|---|---|---|---|
| 月／日 | | / | | / | | / | | / | | / | | / | | / | |
| 曜日 | | 日 | | 月 | | 火 | | 水 | | 木 | | 金 | | 土 | |
| 体重<br>（設定体重____kg） | | kg | | kg | | kg | | kg | | kg | | kg | | kg | |
| 3kg以上重い：3点 | | 3点 | 0点 | 3点 | 0点 | 3点 | 0点 | 3点 | 0点 | 3点 | 0点 | 3点 | 0点 | 3点 | 0点 |
| 血圧（mmHg） | | / | | / | | / | | / | | / | | / | | / | |
| 脈拍（回／分） | | | | | | | | | | | | | | | |
| 120以上：4点 | | 4点 | 0点 | 4点 | 0点 | 4点 | 0点 | 4点 | 0点 | 4点 | 0点 | 4点 | 0点 | 4点 | 0点 |
| 安静時の<br>息切れ・息苦しさ | | 有 | 無 | 有 | 無 | 有 | 無 | 有 | 無 | 有 | 無 | 有 | 無 | 有 | 無 |
| | | 5点 | 0点 | 5点 | 0点 | 5点 | 0点 | 5点 | 0点 | 5点 | 0点 | 5点 | 0点 | 5点 | 0点 |
| 自覚症状 | 外出・入浴・歩行での息切れ悪化 | 有 | 無 | 有 | 無 | 有 | 無 | 有 | 無 | 有 | 無 | 有 | 無 | 有 | 無 |
| | むくみがひどくなる | 有 | 無 | 有 | 無 | 有 | 無 | 有 | 無 | 有 | 無 | 有 | 無 | 有 | 無 |
| | 咳 | 有 | 無 | 有 | 無 | 有 | 無 | 有 | 無 | 有 | 無 | 有 | 無 | 有 | 無 |
| | 食欲低下 | 有 | 無 | 有 | 無 | 有 | 無 | 有 | 無 | 有 | 無 | 有 | 無 | 有 | 無 |
| | 1つでも有：1点<br>すべて有　：4点 | 点 | | 点 | | 点 | | 点 | | 点 | | 点 | | 点 | |
| 合計点 | | 点 | | 点 | | 点 | | 点 | | 点 | | 点 | | 点 | |

| | | | | | | | |
|---|---|---|---|---|---|---|---|
| 薬を飲んだ | □ □ □ | □ □ □ | □ □ □ | □ □ □ | □ □ □ | □ □ □ | □ □ □ |
| 水分量（ml） | | | | | | | |
| 通勤時間・内容 | | | | | | | |

| | | |
|---|---|---|
| 合計点が | 5点以上（入院が必要） | すぐに救急外来を受診 |
| | 4点（心不全増悪） | 当日または翌日（平日）午前中に外来受診（かかりつけ医もしくは大学病院など） |
| | 3点（体重再設定） | 1週間以内（平日）に外来受診（かかりつけ医もしくは大学病院など） |
| | 1点（初期症状出現） | 塩分・水分摂取量の見直し・制限、安静・服薬状況の確認 |

※かかりつけ医と大学病院どちらに行くのかは主治医とあらかじめ相談しておいてください。

一般社団法人日本心不全学会「心不全手帳　第3版」を基に作成

〈心不全手帳・心不全自己管理シート〉

心不全患者が毎日の体重、血圧、脈拍のほか、自覚症状などを記入するものです。体重や脈拍、自覚症状の程度を点数化しており、心不全の重症度を判定し速やかに治療へつなげられるようになっています。

〈血圧手帳〉

朝と晩の血圧を記録するための手帳です。グラフが作成できるようになっているものや、その日の食事や体調などを記録するスペースを設けているものもあります。また近年は紙の手帳以外に、スマートフォンのアプリも登場しています。

〈お薬手帳〉

いつどこで、どんな薬を処方してもらったかを記録しておくための手帳です。薬局で処方薬の情報を記したシールを貼付することで記録に代えるところが多いようです。転居などで受診先が変わっても、手帳を新しい医療機関に見せればそれまでに処方されていた薬が分かるので便利です。また、複数の医療機関を受診している際にも、処方されている薬の記録を一冊にまとめておくと、飲み合わせや処方のダブりをチェックでき、患者さんが安全に服薬できる助けとなります。

# 第3章

## 有酸素運動と筋トレを
## バランスよく組み合わせる
# 心臓リハビリテーション
# [運動編]

## 運動で得られる効果はこんなに！

運動が心不全の悪化予防に効果があることは、これまでに国内外の数多くの研究から明らかになっています。

具体的には次のような効果が挙げられます。血管の状態を良くし、心不全のベースにある動脈硬化の進行を抑え、血液循環をスムーズにすることで心臓の働きを助けるとともに、高血圧や高血糖も改善、さらには筋肉量が増えることなどで体力が付き、身体の動きが良くなることも心臓への負担を減らします。

また、生体機能の調整を司る自律神経のバランスが整い、血圧や脈が安定しやすくなる効果も期待できます。

〈運動療法で得られる効果〉（日本心臓リハビリテーション学会ホームページ一部改変）

- 運動能力・体力の向上により、日常生活で心不全の症状（息切れなど）が軽くなる
- 筋肉量ならびに質の改善により楽に動けるようになり、心臓への負担が減る
- 血管が拡がりやすくなり、高血圧が改善し、身体の血液循環が良くなる（血管内皮機

能の改善）

- 動脈硬化が進みにくくなり、すでにできているプラーク（血管の壁の盛り上がり）が破綻しにくくなる（動脈プラークの安定化）
- インスリンの効きが良くなって血糖値が改善する（インスリン抵抗性の改善）
- 自律神経が安定して不整脈の予防になる
- 運動を行うと仕事や家庭生活、社会生活の満足度が高くなる

## 心臓リハビリで行う2種類の運動

心臓リハビリで行う運動は、呼吸機能や血液循環を良くする「有酸素運動」と、おもに筋力を付ける「レジスタンストレーニング」の大きく2つに分けられます。

有酸素運動とは、酸素を使い体内の糖質・脂質をエネルギー源とする、筋肉への負荷が比較的軽い運動を指します。20分以上の有酸素運動は脂肪を燃焼するので、血中の中性脂肪や、内臓脂肪の減少が期待できます。具体的にはウォーキングやジョギング、自転車、水泳などがあります。

脚には静脈血を心臓へ戻すよう働くポンプ機能があり、特にふくらはぎは第2の心臓とも呼ばれています。足腰を動かし鍛えることでポンプ機能が強化されれば、血流が良くなり心臓への負担も軽減されます。静脈血は筋肉に溜まった乳酸などの疲労物質を回収する役割もあるので、疲労回復も早くなり、疲れにくいアクティブな身体づくりにつながります。

一方、レジスタンストレーニングとは、いわゆる筋トレのことで、筋肉に一定の負荷を掛けて筋力を付けるトレーニングを指します。筋肉を大きくする効果があり、心臓病で入院後筋肉が落ちてしまった方や、高齢で筋肉が少ない方の体力回復や運動量のアップに効果的です。

運動をしたいと思っていても、身体を動かす筋肉が少ないと、すぐ疲れたり、大きな動きができなくて続けられなかったりして、せっかく運動しても効果が薄くなってしまいます。ですから有酸素運動だけではなく、レジスタンストレーニングも行い、筋力や筋肉量を増やすことも大切なのです。

また、筋肉量が増えると、基礎代謝も増やすことができます。基礎代謝とは簡単にいうと、じっとしていても消費されるエネルギーのことで、内臓を動かしたり体温を調節したりといった生命維持のために使われます。

全身のなかで筋肉は、この基礎代謝量が多いことが分かっています。筋肉量が増えて基礎代謝が上がればエネルギーが消費されやすくなるので、肥満の人は改善効果が期待できます。

**〈運動の種類と効果〉**

有酸素運動：酸素を取り込みながら行う運動。

　ウォーキング、ジョギング、自転車、水泳など

・体力（運動耐容能）が増加
・一回の拍動（一心拍）で送り出せる血液の量が増加
・心拍数が落ち着く（不整脈が出にくくなる）
・体脂肪率が低下（肥満改善）
・骨が丈夫になる

レジスタンストレーニング：筋肉に負荷を掛けて鍛える運動。抵抗運動、筋トレなど。

・筋力、筋肉量が増加（肥満改善にも）

## 「どんな運動を、どのくらい？」を決める運動処方

運動というと、息を切らし汗が噴き出すような、きつくて激しい動作をイメージする方が多いと思います。しかし心臓リハビリで行われる運動は、あくまでも心不全の悪化を防ぐための、心機能の維持を目的とするものであり、速さや強さなどの記録を競うものではありません。無理なく、長続きできる運動であることが心臓には最も良いのです。

実際に、心臓リハビリを受けた心不全の患者さんからは「思っていたほどきつくなかった。回数を重ねるごとに楽にできるようになってきて自信も付いた」とか「最初は、心臓の病気なのに運動して大丈夫か不安だったが、続けているうちに怖さがなくなった」といった声が多く聞かれます。

一般的には、有酸素運動は1回につき30〜60分を週3回以上、レジスタンストレーニングは1種類の運動につき10〜15回を2、3種類、週3〜5日程度行うのが望ましいとされています。ただ個々人の健康状態には大きな差があるため、施設で行う心臓リハビリではより個人に合ったレベルの強さを見極め、運動内容を決めていきます。例えば進行した心不全の患者さんに対しては有酸素運動も5〜10分程度から始めて徐々に運動時

間を延ばし強度を上げていくことが一般的です。また、通院頻度は人によりばらつきがあり、週1～2回の人も多数いますので、家でも取り組める運動をアドバイスし、運動する日数をできるだけ確保するようにします。

これを「運動処方」といいます。医師が患者さんを診察し、患者さんの状態に合った薬を出すことを処方といいますが、心臓リハビリにおける運動処方もそれと同じで、患者さんの病状や身体状態を踏まえたうえで、最も効果が高い運動内容を設定します。記録を伸ばすというような競技的な観点ではなく、医療的な観点から決めていきますので、安心して取り組めるというわけです。

なお、これまでにスポーツや筋トレの経験がある方は、もしかしたらレジスタンストレーニングが週3～5日とあることに疑問をもつのではないかと思います。

筋トレをすると筋肉が刺激され、一時的に損傷し、その後回復することが知られています。その回復時に、筋肉を構成する筋線維が運動前よりも太くなるので、筋肉量が増え筋力も高まるのです。ただし回復するまでには2～3日掛かることから、「筋トレは週2～3回がベスト」との認識がスポーツ界には広まっています。つまり、毎日筋トレをすると、損傷から回復しないうちにまた傷付けることになるので、逆効果になってしまう、ということです。この説に照らし合わせると、週3～5日は多いのでは、と思う方もいるのは十分、うなずけます。

筋肉に「損傷→回復」のメカニズムがあるのは事実です。ただし心不全患者を対象にした運動療法では、ほとんどの人に、健康な人が行うよりも運動強度が低い、つまり軽い運動が処方されます。よって、レジスタンストレーニングによる損傷の程度も小さく、セオリーどおり2～3日待たなくても回復が促されると考えられています。

そのため、私のクリニックではやや幅をもたせ、週3～5日としています。ただし個人の状態により運動の強度は変わりますので、強度のあるレジスタンストレーニングを行う患者さんは頻度を減らすなど、筋肉量や筋力がきちんと向上するように調整していきます。

## 適度な強さは、最大能力の30～50％

その運動処方をする際の基本となるのが、適度な運動の強さの見極めです。弱過ぎて

**図表7 運動の強さと健康効果の相関**

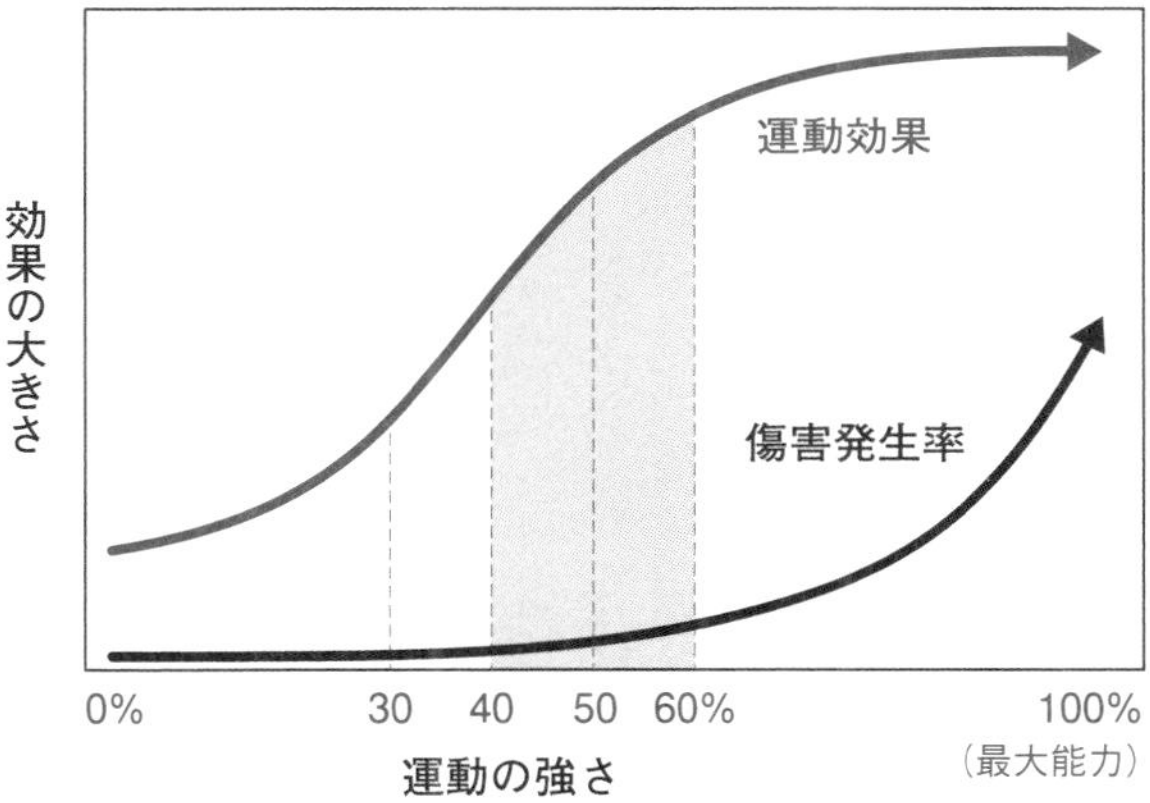


出典：財団法人 循環器病研究振興財団 知っておきたい循環器病あれこれ 第50号（2005年）

は効果が出ませんし、かといって頑張り過ぎてきつい運動をしても、かえって逆効果になりかねないので注意が必要です。

図は運動の強さと健康効果の相関を表したものです。このように運動の効果は、ある程度までは運動の強さが強いほど大きくなります。ところが強ければ身体に良いとはいえないことが見て取れると思います。

例えば、無理をした結果あとになって足腰が痛くなったり、あるいは怪我をしてしまったりという経験をもつ方は多いと思います。あまり強い運動をすると、骨折や腰痛などの傷害の発生率が高くなってしまいます。また当然、強い運動をするとたくさんの酸素が必要になりますし血流も増えますので、心臓に負担が掛かります。このように、強い運動をすればするほど健康になるわけではないのです。

特に、心不全の患者さんは心機能が低下しているわけですから、無理は禁物です。心臓の健康維持のためには、〝そこそこ〟の強さの運動が適切です。それが医学的には、心不全の場合は最大能力の30〜50％程度、その他の心臓病では40〜60％とされています。

とはいえ、30〜50％程度の強さとはいったいどのくらいなのか？と疑問を抱く方が多いと思います。その適切な強度の目安となるのが「嫌《けん》気《き》性《せい》代《たい》謝《しゃ》閾《いき》値《ち》」という数値です。Anaerobic Threshold の頭文字を取ってATとも呼ばれます。

これは心臓リハビリで有酸素運動をする際の強度の目安となります。有酸素運動はジョギングや自転車こぎなどで呼吸をして酸素を取り込みながら行う運動ですが、実は強度が高くなりきつくなってくると、有酸素代謝のみではまかないきれず無酸素代謝が加わってきます。

無酸素代謝は、筋肉を動かすエネルギー源として酸素が使われない状態です。例えば短距離走や重量挙げなど、短時間で強い負荷が掛かる運動が無酸素運動にあたります。

この場合、筋細胞ではエネルギーを作るのに嫌気的解糖系という別のシステムが機能し、筋肉から乳酸などの疲労物質が作られ、呼吸の苦しさや交感神経のさらなる亢進により心臓に負担を掛けてしまうのです。

かといって、あまりに強度が低い、つまり心拍数があまり上がらない運動をしていても効果は期待できません。したがって、心不全の患者さんにとって心臓に負担を掛けずに心臓の病気を予防する望ましい運動とは、単に有酸素運動をすることではなく、「有酸素運動を、無酸素運動にならない程度の強さで続けること」といえます。

このいわば「ぎりぎりのライン」が「嫌気性代謝閾値」なのです。無酸素運動との境目になる強さの運動をしているときの心拍数を把握して、これを保ちながら運動を続けるのが効果的とされています。

## 適度な強さを求める３つの方法

嫌気性代謝閾値を正確に求めるには、医療機関による検査が必要です。心肺運動負荷試験（ＣＰＸ）と呼ばれる検査を行い、心拍数や呼気ガス分析による酸素摂取量などのデータから算出されます。

〈CPXで嫌気性代謝閾値を求める方法〉

患者さんは呼気ガスを分析するためのマスクを装着し、自転車エルゴメーター（固定された自転車で、有酸素運動を行うための代表的な器具）やトレッドミル（ベルトコンベアーのような、歩行や走行ができる器具）を使用します。その人にとって運動可能なぎりぎりのレベルまで段階的にエルゴメーターのペダルの重さやトレッドミルの速度と傾斜を上げていき、その人にとっての適切な運動強度の上限を見極めます。

そして、このときの呼気ガス分析から得られる酸素摂取量や二酸化炭素の呼出《こしゅつ》量などから嫌気性代謝閾値を算出します。なお、検査中は循環器専門医が立ち会い、安全には十分配慮されます。

心臓リハビリでは、このように専門的な検査で嫌気性代謝閾値を出しますが、もう少し簡便に運動効果の高い心拍数の目安を知る方法として、次の計算式に当てはめる方法もあります。

〈簡易に嫌気性代謝閾値を求める方法（カルボーネン法）〉

目標心拍数＝｛最大心拍数（220－年齢）－安静時心拍数｝×運動強度＋安静時心拍数

運動強度＝０・４〜０・６（低体力者・急性心筋梗塞直後患者・重症心不全患者は
０・２から開始）

安静時の脈拍数を測り、この数式に当てはめて計算して、それで得られた心拍数がその人の目標心拍数となります（注：心房細動などの不整脈がある方には適応できません）。

〈体感を目安にする方法〉

さらに簡便な方法として、汗ばむ程度などの自覚症状を目安にすることもできます。まったく汗をかかないのでは効果が薄いのですが、かといって滝のような汗をかきながら行っても、実は効率の良い有酸素運動になっていないことが多いのです。

例えば、軽めのジョギングをしている途中で、交差点で赤信号に変わる前に全力疾走したりすると、その後ペースを落としたり立ち止まったりしたときに、しばらくの間ぜいぜいと息が上がることがあります。このとき、身体の中では嫌気性代謝閾値を超えてしまっている、つまり有酸素運動に無酸素運動が加わっている可能性が高いといえます。息も絶え絶えではなく会話をしながらでも継続できるペースがちょうどよいペースといえます。周囲の景色を眺める余裕があるくらいのスピードで走るほうが全身の代謝を良

**図表8　自覚的運動強度（ボルグ指数）**

| 指数（Scale） | 自覚的運動強度（RPE：Ratings of Perceived Exertion） | | 運動強度（%） |
|---|---|---|---|
| 20 | もう限界 | | 100 |
| 19 | 非常につらい | (very very hard) | 95 |
| 18 | | | |
| 17 | かなりつらい | (very hard) | 85 |
| 16 | | | |
| 15 | つらい | (hard) | 70 |
| 14 | | | |
| 13 | ややつらい | (somewhat hard) | 55（ATに相当） |
| 12 | | | |
| 11 | 楽である | (fairly light) | 40 |
| 10 | | | |
| 9 | かなり楽である | (very light) | 20 |
| 8 | | | |
| 7 | 非常に楽である | (very very light) | 5 |
| 6 | | | |

日本循環器学会「心血管疾患におけるリハビリテーションに関するガイドライン（2021年改訂版）」を基に作成

くし、心臓の健康維持・向上にも望ましいのです。

なお心臓リハビリでは、運動している本人のきつさの感覚から運動強度を検討することもあります。これは「自覚的運動強度（ボルグ指数）」と呼ばれるもので、運動時の疲労度を6〜20の等級に分けており、このボルグ指数の13が嫌気性代謝閾値とおおむね相関するとされていることから、この指標を用いる場合は11〜13に相当する運動強度が目安になります。

## 運動療法の実際

心不全の心臓リハビリでは、基本的に次のような流れで運動療法が行われます。

血圧測定、問診など
←
準備体操、ストレッチ（10分）
←
レジスタンストレーニング（10～20分）
←
有酸素運動（20～30分）
←
整理体操、ストレッチ（10分）
←
カウンセリング

※時間は目安

### ・血圧測定、問診など

まず、その日の患者さんの体調をチェックし、リハビリに適している状態かを確認します。例えば血圧は高くなってもまず自覚症状が出ないため、本人は元気なつもりでいても血圧が極端に低いあるいは高いなどで、運動を控えるほうがよい場合もあります。心臓リハビリでは安全な実施のため、中止基準が設けられています。血圧のほか、心拍数や不整脈の状態、顔色、呼吸や疲労感といった自覚症状の有無などをスタッフが確認し、基準に該当するものがあれば、その日の運動療法を取りやめる場合があります。

なお、心臓リハビリの最中もスタッフは患者さんのそばに付いて見守り、様子がおかしいなどなんらかの異常に気づいた際には速やかに血圧や心拍数などを測定します。そして、その結果によっては休憩や中止の対応を取るなど、安全には十分に配慮します。

【参考：心不全における運動療法施行可否の評価項目（中止基準）】

血　圧：運動療法前の極端な低血圧（80mmHg未満）、高血圧（１８０mmHg以上）

心拍数：運動療法前に１００ｂｐｍを超えている

不整脈：運動療法前の安静時心電図で心室頻拍（3連発以上）、上室性頻拍、房室ブロッ

ク（心房から心室への電気伝導の異常）が見られる

症　状：安静時もしくは進行性（だんだんひどくなる）の呼吸困難、顕著な倦怠感など

顔　色：チアノーゼ（血液中の酸素不足により皮膚が青紫色になる）、蒼白

急激な体重やＢＮＰの増加

### ・準備体操、ストレッチ

筋肉の柔軟性を高めたり、関節がスムーズに動いたりするようにしておくことで、運動時の怪我を予防します。次ページの写真では一例として、首、腕（手首）、肩、脚（後ろ側、前側）、股関節、背中、脇腹を挙げていますが、いずれもストレッチする筋肉を意識しながら、呼吸を止めずにゆっくりと伸ばしていくことが大事です。十分に伸びたところで20秒静止してから、ゆっくり元に戻します。

▼左上から時計回りに、①～⑨

①首の後ろ：両手を組み後頭部に添えて、息を吐きながらゆっくりと頭を押し下げます。

②首の横から肩にかけて：片手を反対側の側頭部のやや後ろに添え、顎を引いて、息

図表9　準備体操・ストレッチ

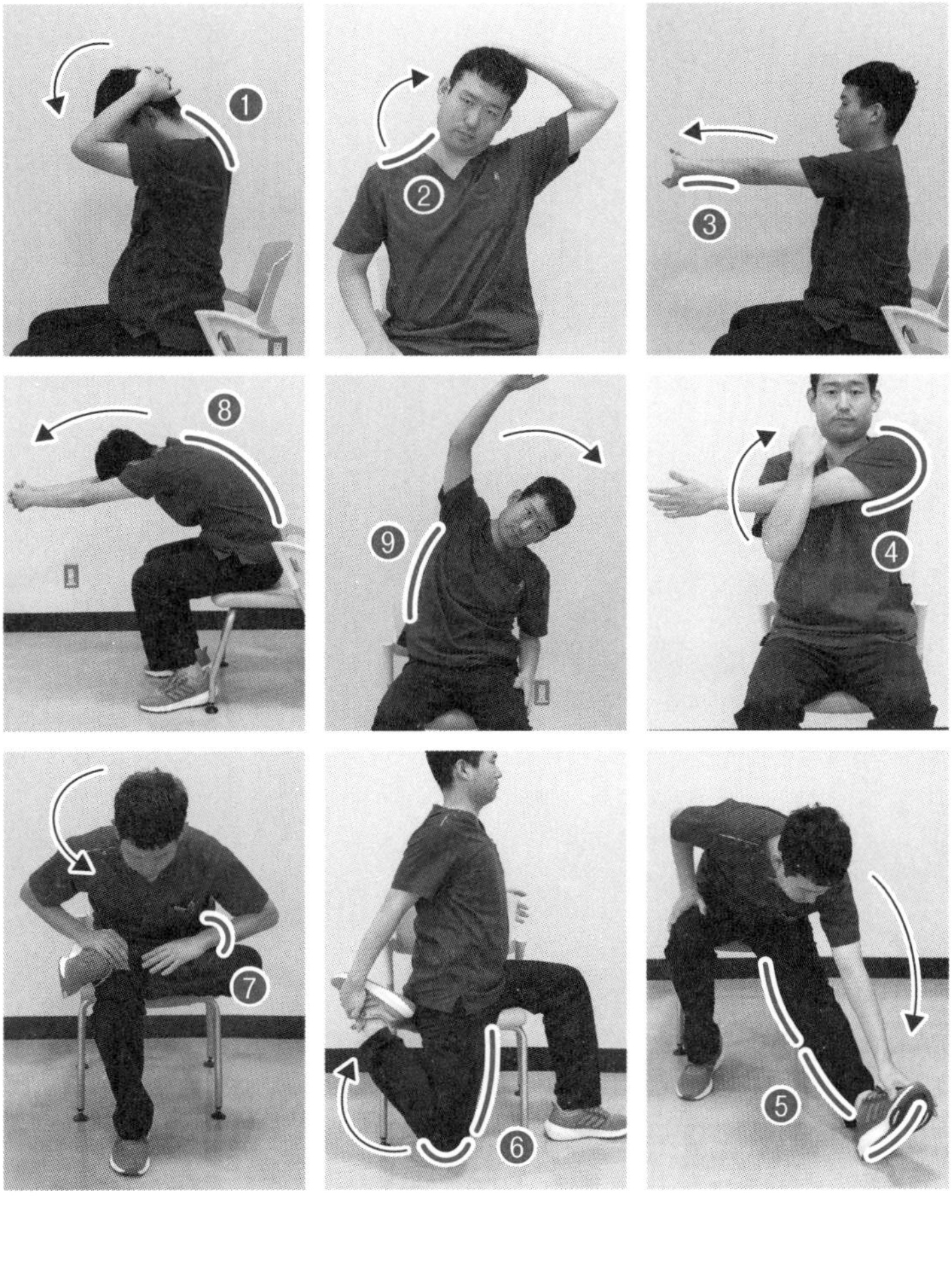

を吐きながらゆっくり頭を横に倒します。反対側も同じように行います。

③手首：両手を組み外側へ向けて、ひじを伸ばしぐーっと前方に押し出すようにします。

④上腕から肩にかけて：片方の腕を伸ばしたまま、写真のように反対側の肩に寄せ、もう片方の腕で胸のほうへ引き寄せます。反対側も同じように行います。

⑤脚の後ろ側：椅子に腰掛け片方の脚を前方に出しかかとを床に着け、つま先をできるだけ天井に向けます。息を吐きながらゆっくり前傾し、同じ側の手をできるだけ足首に近づけます。反対側も同じように行います。

⑥脚の前側：片膝をつき、同じ側の手で足首をつかみ引き上げるようにします。写真のように椅子に半分腰掛け、ひじ掛けに手を添えると姿勢が安定しやすいです。反対側も同じように行います。

⑦股関節：椅子に座って写真のように片方の脚を反対の脚の上に乗せ、手をひざの内側に添えゆっくりと押し下げます。反対側も同じように行います。

⑧背中：椅子に深く腰掛け両手を組み、息を吐きながらゆっくり、前へ引っ張られるようなつもりで伸びをします。

⑨体側：片方の手を腰に当て、反対側の腕を上げて息を吐きながらゆっくり、身体を

真横に倒します。反対側も同じように行います。

※ストレッチする場所が気持ち良く伸ばされているのを意識しましょう。

※ストレッチするときも、戻すときもゆっくり動きましょう。反動を付けると急に無理な力が掛かり、筋肉を傷める元になります。

## ・レジスタンストレーニング

私のクリニックではおもに自重運動といって、自分の体重を利用して筋肉に負荷を掛ける運動を行っています。比較的体力があり症状が軽めの患者さんは、ダンベルなどを用いた、より負荷の高い抵抗運動を行うこともあります。ここでは一例として4種類の自重運動を紹介します。

①腸腰筋の筋トレ

腸腰筋は骨盤から股関節にわたり付いている深層筋で、姿勢や歩行に深く関係します。

1　椅子に深めに腰掛け、腕を組みます。つま先とひざを同じ方向に向けます。

**図表10　自重運動**

❶腸腰筋の筋トレ

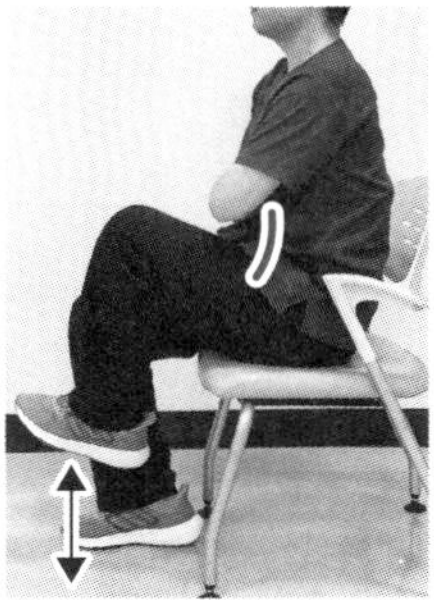

❷ヒールレイズ（かかと上げ）

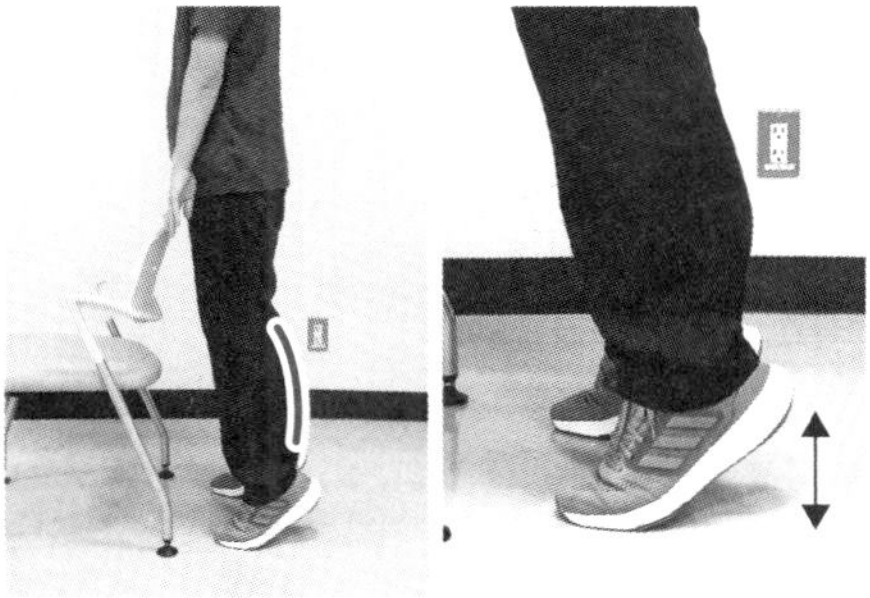

❸スクワット

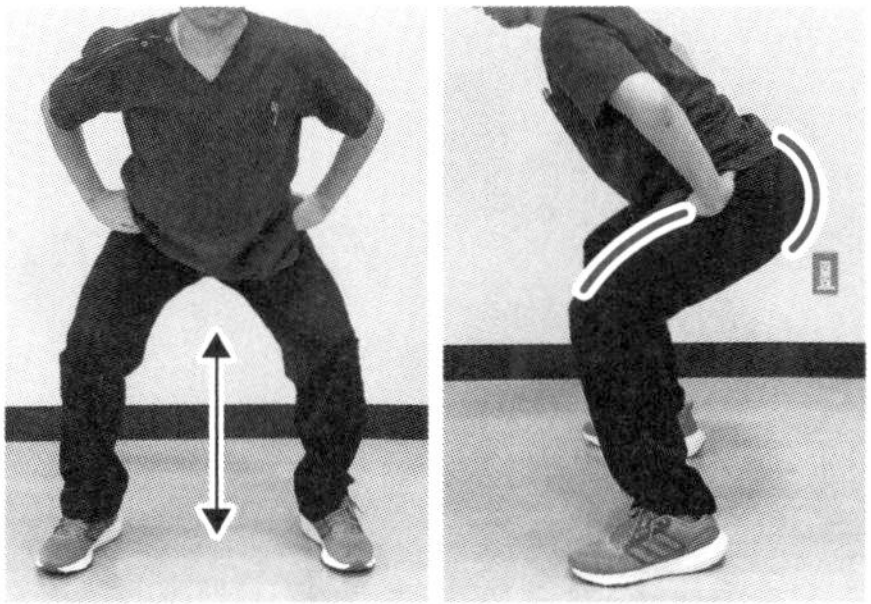

❹股関節外転の筋トレ

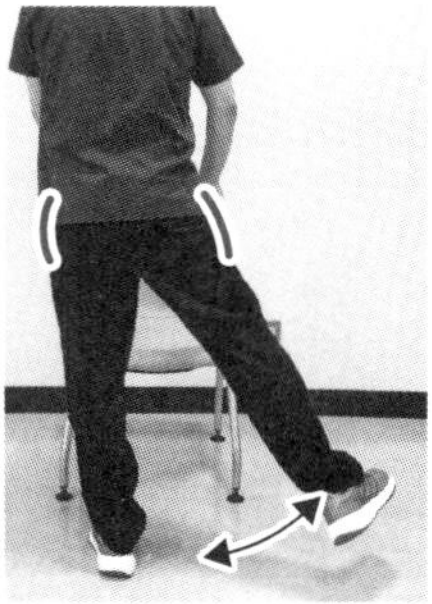

2　片方のひざを引き上げて３秒ほど静止します。

3　ゆっくりと元に戻します。

②ヒールレイズ（かかと上げ）

ふくらはぎの筋力を強化します。

1　脚を腰幅程度に開き、つま先をまっすぐ前に向けて立ちます。両手を壁や椅子の背もたれなどに添えます。

2　ひざを伸ばしたまま、ゆっくりと両かかとを上げます。

3　ゆっくりと両かかとを下ろします。

③スクワット

足腰の筋力を強化します。

1　足を肩幅程度に開き、ひざとつま先を同じ方向に向けます。手は腰に添えます。

2　太ももと床ができるだけ平行になるまでお尻を下げます。このとき猫背にならないように、背すじをまっすぐに保ったままにします。

3 ゆっくりとお尻を元の位置に戻します。

④股関節外転の筋トレ

歩行に重要な役割を果たす股関節を動かす筋肉を鍛えることで、つまずきや転倒予防に役立ちます。

1 足を腰幅程度に開いて立ちます。両手は椅子の背もたれなどに添えます。

2 視線を前に向けたまま、片方の足を斜め後ろへ上げます。このとき身体が斜めに傾かないようにします。

3 足をゆっくり元の位置に戻します。

**•有酸素運動**

心不全に対する有酸素運動のプログラムには、歩行や自転車エルゴメーター、軽いエアロビクス体操などがあります。

自転車エルゴメーターとは、床に固定された自転車をこぐマシンで、スポーツクラブなどのトレーニング施設の定番ともいえる機器です。心臓リハビリでもほとんどの施設に導入されています。

床に固定されているので転倒の危険が少なく、足腰にあまり自信のない方でも安全に取り組みやすいのが特長です。ペダルの重さは調節ができ、重くなるほど負荷が掛かります。また、たくさんこいで回転数を上げることでも運動量が増やせます。前部にモニターが付いており、運動量や心拍数などを確認しながら行うことができます。

施設によってはトレッドミルというマシンを導入しているところもあります。これは簡単にいえばルームランナーで、移動するベルトの上で歩いたり走ったりするというものです。ベルトの速さや傾斜が調節可能で、ウォーキング、ジョギング、ランニング、坂道の歩行といったように、運動の強さを変えることができます。ただし、座って自転車をこぐエルゴメーターに比べると、転倒のリスクが高いといえます。

有酸素運動は、心拍数を測る装置を胸部に付けて行われます。理想的な運動強度が一定になるようスタッフが調節するとともに、運動の様子を常に見守り、疲労や過度な負担はないかを確認します。ひざや腰に痛みがあったり、肥満のために足腰に負担が掛かったりする方もいますので、無理なく続けられる運動強度や時間を一人ひとりに合わせて調整します。

### ●整理体操、ストレッチ

運動後は、血流が良くなり呼吸数も増えるなど、身体が興奮状態になっています。整理体操はそれを速やかに落ち着かせ、普段の状態に戻すとともに、疲労回復を早める目的で行います。その内容は準備体操で紹介したストレッチと同一ですが、一般的に準備体操は、首や手首、足首といった小さな部位から始め、肩や太もも、体幹といった大きな部位へ移動していくのに対し、整理体操は背伸びなどの大きな部位のストレッチから始めることで、リラックス効果を得やすいとされています。

### ●カウンセリング

すべての運動メニューが終わったあと、スタッフとともに運動内容を振り返り、気づいたことなどを確認します。例えばいつもより運動の強さが上がらなかったとか、途中で息切れがしたなどです。気になることがあれば医師やほかのスタッフとも情報共有し、対策を講じる場合もあります。またその際に生活での問題点や課題点などの確認を行い、次回からの心臓リハビリにつなげていきます。

## 家での運動習慣を付けるためのアドバイス

運動は、施設に通わない日も行って、できるだけ毎日の習慣にすることが、心臓の状態維持には効果的です。そこで心臓リハビリでは、生活のなかに上手に運動を取り入れる工夫をアドバイスします。

患者さんによってライフスタイルはさまざまであり、普段の運動量も異なります。仕事をしている方なら、通勤手段が電車か自家用車かでも違いますし、電車通勤なら駅まで歩く距離や、内勤か外回りかといった仕事内容でも違ってきます。

また仕事以外でも、買い物は週何回行くか、店までの移動手段は徒歩かどうか、スポーツの趣味はあるか、庭の手入れや畑仕事をしているかどうかなど、挙げるときりがないほどです。心臓リハビリでは患者さんの一日の過ごし方を聞きながら、そのなかで運動できるチャンスを患者さんと一緒に探していきます。

一例として、日中はずっと家の中にいてテレビを見ているような、運動習慣のまったくない方がいるとします。そのような方が突然「あなたには運動が必要ですから外へ出て歩きましょう」などと言われても、なかなか実行には移せないものです。

そこで心臓リハビリではまず、その人の普段の生活の延長線上に、歩行を組み込めないかを考えます。例えば週何度かゴミ出しをする日があれば、ついでに近所を歩いてみるよう勧めるなどのアドバイスをします。

スタッフから一方的に「こうしてください」と指示するのではなく、患者さんと一緒に考えることを私のクリニックでは大事にしています。そうすることで、患者さんが受け身にならず自分ごととしてとらえられるようになり、これならできそう、と自ら進んで運動しようという気持ちになりやすいからです。

心臓リハビリでは、その人の体力に合った家庭での安全な運動方法もアドバイスします。

患者さんからのよくある質問の一つに「散歩と自転車、どちらがいいですか」というものがあります。どちらも同じ有酸素運動ですが、散歩は身一つですぐ行え上半身も動かすので全身運動になるといったメリットがありますし、自転車はサドルに座るので上半身の重みが足腰に掛からない分、負担が少ないというメリットがあります。

基本的な考え方としては、安全に無理なく続けられればどちらでもよく、それぞれの特徴を踏まえ自分に合っていると思うほうを選んでよいのですが、決められない方もいるかもしれません。そんなときも、心臓リハビリに通っていればスタッフから患者さんの病状や運動能力などを考慮した、より適切な運動のアドバイスを受けることができるのです。

## 家で安全に運動するために

有酸素運動と同様、レジスタンストレーニングも、心不全の悪化予防のためには家でも実践していただきたい運動です。しかしウォーキングや自転車などの有酸素運動は、普段の生活の延長線上にある運動も多く、イメージしやすいのに対して、レジスタンストレーニングはやり慣れていない方のほうが多いと思われますので、安全に行うことに関してはいっそうの注意が必要です。

例えば、レジスタンストレーニングでは呼吸を止めないことが大原則ですが、ぐっと力を入れたときに、つい息を止めてしまいがちです。そうすると運動効果がないばかりか、血圧が急上昇するなどでアクシデントの元にもなりかねません。このように、運動するときの姿勢ややり方によっては身体に過剰な負荷が掛かってしまう恐れがあります。

自重運動は、道具を使わない分手軽で、過剰な負荷が掛かりにくいので家で行うトレーニングとしてはお勧めです。もちろん、ダンベルなどの道具を使う運動をすべきではない、ということではありませんが、体力、筋力に見合った重さのものを選ぶことが重要です。

心臓リハビリでは、こうしたレジスタンストレーニングを家で行う場合も、一人ひとりに合った内容ややり方の提案ができます。心臓リハビリに通う患者さんのなかには、ひざや腰に痛みや動きにくさがある方も少なくありませんが、そういった方にも無理のない運動量や運動の仕方など、安全に配慮した運動法や留意点をアドバイスすることができるのです。

なお、有酸素運動、レジスタンストレーニングともにいえることですが、いつもより体調が悪いと感じたり、いつもは出ない症状があったりするときには運動を控えるべきです。例えば寝不足、熱っぽい、疲れやだるさが強い、むくみが気になるときには、それが医師の診察を受けるほどではない程度だとしても、運動によって悪化してしまう恐れがあります。また、胸痛や胸部の圧迫感、背部痛、動悸、強い息切れ、頭痛、冷や汗、意識が遠のく、関節痛が続いているような場合も運動はせず、医師の診察を受けるべきです。

空腹時を避け、食後1~2時間は空けることや、運動前後に水分補給をすることも安全な運動のために守るべき注意点です。

## 筋肉の弱りが大きいと心臓リハビリの効果は薄い

心不全があってもじっと安静にするべきではなく、運動をするほうが予後を良好にできるのは確かですが、運動に耐えられないほど身体の状態が悪い場合は、当然ですが行うことはできません。

その主たる要因が「サルコペニア」です。サルコペニアとは、ギリシャ語で筋肉を意味するサルコ（sarco）と喪失を意味するペニア（penia）を合わせた造語で、加齢や病気の影響などで筋力が低下したり、筋肉量が減ってしまったりすることを指します。筋肉量が減ると筋力や体力が低下しますので運動量が減り、その結果ますます筋力が落ちるという悪循環となるのが問題です。

慢性心不全の患者さんのなかには、体内の炎症が進み、筋肉が分解されてしまう悪液質と呼ばれる状態になることで、サルコペニアを起こしているケースが、実は少なくないのです。心不全が悪化するとサルコペニアが進みやすくなり、サルコペニアが進むと筋肉量や筋力が落ちるのでますます心臓への負担が大きくなるという悪循環に陥ります。このように心不全とサルコペニアは、互いに悪影響を及ぼし合う表裏一体の関係といえます。

サルコペニアになると、心臓リハビリで行われる運動療法にもついていけなくなり、リハビリで得られる効果が薄いどころか、かえって心臓への負担が増してしまう恐れもあります。よって、慢性心不全でサルコペニアが疑われる患者さんには、心臓リハビリを導入する前に、医師がサルコペニアの有無やその程度を把握し、心臓リハビリが行えるかどうかを判断します。

慢性心不全の患者さんは必ずサルコペニアになってしまうというわけではありません。しかし心不全が悪化すると悪液質のリスクが高くなりますので、それを予防するという意味でも、心臓リハビリはとても有用といえます。

なお、このサルコペニアの延長線上に「フレイル」と呼ばれる状態があります。フレイルとは、「虚弱」「脆弱」を意味する英語「フレイルティー（frailty）」を語源とし、加齢とともに心身の活力や社会的なつながりが減ってしまう状態を指します。

フレイルが進むと心臓リハビリをしても予後が改善しにくいという研究報告があります。一般的にも、フレイルは要介護の一歩手前というような言い方をされることが多く、健康寿命を縮めてしまう要因の一つとして知られています。せっかく心臓リハビリで健康寿命の延伸を目指そうとしても、サルコペニアやフレイルになってしまうとそもそも心臓リハビリの恩恵を受けられないことになってしまいます。このような負の連鎖を起こさないためにも、心不全をこれ以上、悪化させないことが重要です。

# 第4章

## 血糖値のコントロールと塩分管理がポイント
## 心臓リハビリテーション【食事編】

## 心臓リハビリで身につく〝心臓に優しい食生活〟

運動をしっかりしているにもかかわらず、体重や内臓脂肪が増えてきたり、血圧や血糖値が上昇したりしているような場合、食事に原因がある可能性が高いと考えられます。心不全の悪化予防には、運動だけでなく適切な栄養摂取も大切です。また、食べる量や食べる時間、食べる順番などの食べ方も関係してきます。

心臓リハビリでは患者さんの日頃の食事内容や食事の仕方など、食生活全般についてスタッフが詳しく聞き、心不全の悪化予防に効果的なアドバイスを行います。私のクリニックでは栄養指導の専門家である管理栄養士がこの業務にあたっています。心臓リハビリを受ければ、心臓に負担を掛けず病気の悪化を食い止めるのにも役立つ〝心臓に優しい食生活〟が身につけられるのです。

心臓に優しい食生活は、栄養バランスが取れていることが大前提となります。これは心不全であってもなくても、すべての人にいえることです。

私たちの身体は自分たちが食べたものでできています。毎日の食事で摂取する栄養素がエネルギーとなったり、身体の成分を補ったりしています。その栄養素には、三大栄養素といわれる炭水化物、タンパク質、脂質および、保全素といわれるビタミン、ミネラルがあります。健康な身体づくりには、特定の栄養素が多過ぎたり少な過ぎたりしないよう、各栄養素が多く含まれる食材を偏りなく食事に摂り入れ、バランスを取ることが勧められます。

そのうえで、特に心不全患者に対しては次のポイントを心掛けるよう、心臓リハビリでは重点的にアドバイスしています。

〈塩分摂取量６ｇ以下〉

ＷＨＯの基準では、塩分は１日５ｇ未満に抑えるのが望ましいとされています。しかし日本人の塩分摂取量は１日平均約10ｇと、約２倍もの開きがあります。和食には塩分が多く含まれる料理が多いため、日本人の塩分摂取量は世界のなかでも多いのです。

食事で摂った塩分は吸収され血中に入りますが、血液は浸透圧で一定の濃度に保たれるため、塩分とともに水分も血中に引き込まれます。すると、体内を巡る血液の総量が増えます。その増えた血液を循環させるためには、心臓が血液を押し出す力が必要となるので、すなわち血圧が高くなるというわけです。したがって心臓の働きが弱い心不全患者は、減塩することで心臓への負担を減らす効果が期待できます。

こうしたことから、心不全患者に対しては、国内では努力目標として１日６ｇに抑えることを目安としています。

〈エネルギーの摂り過ぎに注意（過食をしない）〉

摂取カロリーが多いと肥満の元になり、糖尿病や動脈硬化を進めます。

〈炭水化物、脂質を摂り過ぎない〉

甘いものや、ご飯、パン、うどんなどの主食は炭水化物が多く含まれており、摂り過ぎると体内の糖が増え、糖尿病発症や悪化の元になります。脂質は１ｇあたりのエネルギー量が多いため（９ｋcal、炭水化物やタンパク質は４ｋcal）、摂り過ぎると肥満になります。

〈コレステロールを多く含む食品を摂らない〉

食品に含まれるコレステロールは、摂り過ぎると動脈硬化を進めるＬＤＬコレステロールの元になります。

図表11 失われる水分量と必要な水分量

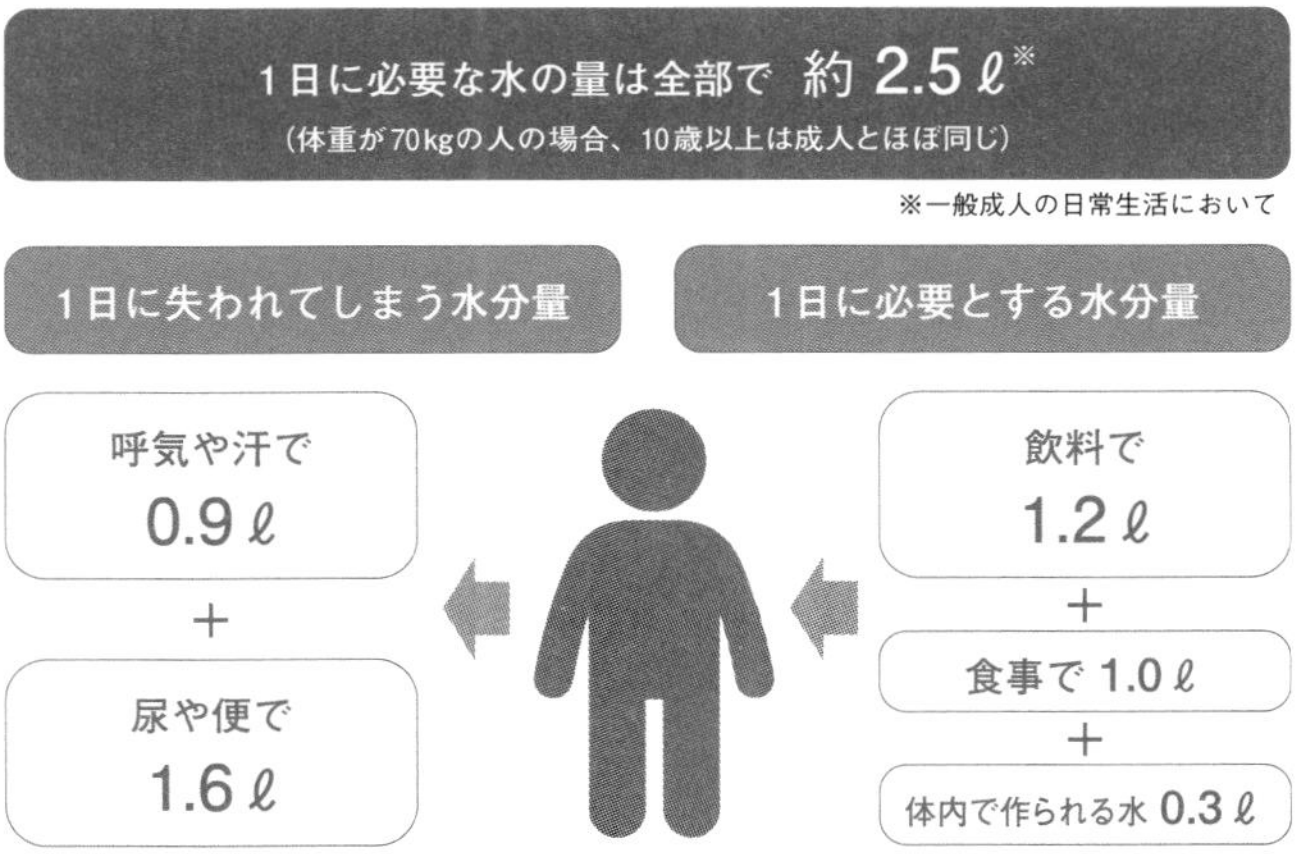


環境省「熱中症環境保健マニュアル2022」を基に作成

〈水分を摂り過ぎない〉

心不全になると、脳が過剰に水分の供給を要求し、喉の渇きを強く感じたり、塩気を求めたりする傾向があります。しかし水分を摂り過ぎると血液量も増えるため、心臓への負担が増してしまいます。だからといってむやみに制限するのも脱水の危険があるので注意すべきですが、自分の適量を守って摂り過ぎないようにすることが大切です。

通常は、汗をかいて喉が渇いたときに飲む程度で十分ですが、どのくらいが自分の適量なのかは、心不全の進行度や、年齢、体格などにより一人ひとり異なります。また、季節によっても変わってきますので、主治医と相談のうえ、個別に設定する必要があります。

〈良質のタンパク質を摂る〉

筋肉や身体の組織を作る材料となるほか、先に食べることで炭水化物や脂質の摂り過ぎを防ぐ効果も期待できます。

〈ビタミン、ミネラルを十分に摂る（カリウムの補給）〉

ビタミンやミネラルは、生体機能の調節を担っており、生命を維持するのに大事な栄養素です。特にカリウムは、塩分摂取によるナトリウムを中和する働きがあるので、意識して摂りたいミネラルです。

塩分を摂り過ぎると、細胞の中にナトリウムがたくさん入り込んできます。すると細胞は、浸透圧を一定に保つためナトリウム濃度を下げようとして、水分をたくさん引き込んでいきます。このため血液中の水分が多くなり、心臓に負担が掛かります。しかしカリウムを十分に摂っていれば、細胞内にカリウムが入り込み、余分なナトリウムを排出するよう働くのです。追い出されたナトリウムは尿として排泄されます。こうして細胞や血液中に余分な水分が溜まることなく、心臓への負担も減らすことができるのです（ただし腎臓の機能が中等度以上に低下した患者さんはカリウムの摂り過ぎに注意が必要なことがありますので、医師に必ず確認してください）。

〈適度に食物繊維を摂る〉

食物繊維には便秘解消だけでなく、腸内で余分な糖をからめとり体外へ出す効果も期待できます。したがって高血糖の方には特に、意識して摂ることが望まれます。

〈食事の時間を規則正しくする〉

血糖値は食後に上昇し、糖代謝に働くホルモンであるインスリン分泌後、時間を掛けて緩やかに下降します。食事時間が不規則になると血糖値の上下も不規則になるうえ、長い空腹のあとたくさん食べると血糖値が急上昇し、インスリンの分泌能に悪影響となります。食事時間を一定にすることで、血糖値の1日内の変動が規則的になり、急な上昇も抑えられます。

〈ゆっくり食事を摂る（早食いをしない）〉

早食いすると、脳が満腹を感じる前にたくさん食べてしまうため過食になりやすく、肥満の元になります。また、血糖値も急激に上がりやすくなります。

心不全のほとんどは動脈硬化の進行を伴いますが、その背景には、高血圧や糖尿病、脂質異常症といった生活習慣病があります。心臓リハビリでの栄養指導は、これらの改善をおもな目的として、ここに挙げたポイントを普段の食生活でできるだけ無理なく実践できるような、食材の選び方や食べ方、調理の仕方などをアドバイスしていきます。

心臓リハビリでの栄養指導例は家で取り組む際にも役立つと思いますので、その一部を紹介します。

## 栄養指導の例1　血圧コントロールのために

血圧を下げるには減塩が最も効果的です。運動にも降圧効果はありますがそれだけでは不十分であり、特に水分過多が心臓に負担を掛ける心不全患者において、血圧が高い場合は減塩が必須となります。

一般に、１ｇ減塩できると、収縮期血圧が約１mmHg、拡張期血圧が約０・５mmHg下がるといわれており、１日10ｇ（日本人の平均）を６ｇまで下げられるとしたら、収縮期血圧を４mmHg程度下げられるということになります。

ちなみに、収縮期血圧は習慣的な有酸素運動でさらに約５mmHg下げることができるとされていますので、運動と食事に気をつければ理論上は約10mmHg、収縮期血圧を下げることができるということになります。

塩分を減らそう、と口で言うのは簡単ですが、これまでの食生活ですっかり出来上がってしまった好みの味はそう簡単には変えられないと及び腰になる方も多いと思います。

ましてや、これまで減塩に取り組んだことがなければ、長年慣れ親しんでいる味にどのくらいの塩分が含まれているのかなど、分かっている方もまずいないのではないかと思います。

そこで心臓リハビリでよく使われる方法が、「塩分チェックシート」で自分の食生活における塩分摂取量をまず「見える化」することです。このシートは全部で13の設問からなり、回答が点数化されます。これによって普段食べている塩分を多く含む食べ物の

## 図表12 塩分チェックシート

### あなたの塩分チェックシート

当てはまるものに○をつけ、最後に合計点を計算してください。

| | | 3点 | 2点 | 1点 | 0点 |
|---|---|---|---|---|---|
| これらの食品を食べる頻度 | みそ汁、スープなど | 1日2杯以上 | 1日1杯くらい | 2～3回/週 | あまり食べない |
| | 漬物、梅干しなど | 1日2回以上 | 1日1回くらい | 2～3回/週 | あまり食べない |
| | ちくわ、かまぼこなどの練り製品 | | よく食べる | 2～3回/週 | あまり食べない |
| | あじの開き、みりん干し、塩鮭など | | よく食べる | 2～3回/週 | あまり食べない |
| | ハムやソーセージ | | よく食べる | 2～3回/週 | あまり食べない |
| | うどん、ラーメンなどの麺類 | ほぼ毎日 | 2～3回/週 | 1回/週以下 | 食べない |
| | せんべい、おかき、ポテトチップスなど | | よく食べる | 2～3回/週 | あまり食べない |
| しょうゆやソースなどをかける頻度は? | | よくかける（ほぼ毎食） | 毎日1回はかける | 時々かける | ほとんどかけない |
| うどん、ラーメンなどの汁を飲みますか? | | すべて飲む | 半分くらい飲む | 少し飲む | ほとんど飲まない |
| 昼食で外食やコンビニ弁当などを利用しますか? | | ほぼ毎日 | 3回/週くらい | 1回/週くらい | 利用しない |
| 夕食で外食やお惣菜などを利用しますか? | | ほぼ毎日 | 3回/週くらい | 1回/週くらい | 利用しない |
| 家庭の味付けは外食と比べていかがですか? | | 濃い | 同じ | | 薄い |
| 食事の量は多いと思いますか? | | 人より多め | | 普通 | 人より少なめ |

| | | | | |
|---|---|---|---|---|
| ○をつけた個数 | 3点× 個 | 2点× 個 | 1点× 個 | 0点× 個 |
| 小計 | 点 | 点 | 点 | 点 |
| 合計点 | | | | 点 |

| チェック | 合計点 | 評 価 |
|---|---|---|
| | 0～8 | 食塩はあまり摂っていないと考えられます。引き続き減塩をしましょう。 |
| | 9～13 | 食塩摂取量は平均的と考えられます。減塩に向けてもう少し頑張りましょう。 |
| | 14～19 | 食塩摂取量は多めと考えられます。食生活のなかで減塩の工夫が必要です。 |
| | 20以上 | 食塩摂取量はかなり多いと考えられます。基本的な食生活の見直しが必要です。 |

医療スタッフからのコメント：

厚生労働省「自然に健康になれる持続可能な食環境づくりの推進に向けた検討会」資料を基に作成

量や、食べる頻度が客観的に把握しやすくなります。どんな食品やメニューが塩分過多の原因になっているか分かるということです。

特に点数が高い項目は、裏を返せば改善することで大きく減塩できることにつながりますので、医療機関ではある程度そうした項目に絞って指導を行うことがあります。例えば、食事に漬物が欠かせないという方の場合、点数は最大の3です。そこで、まず漬物の塩分量の目安を伝えたうえで(たくあん5切れで約1g、梅干し1個で約2gなど)、食べる回数を減らしたり、酢を使った塩分控えめの自家製を勧めてみたりします。

なお、漬物の場合は1回の量を減らすよりも、食べる回数を減らすほうが減塩効果は大きいです。

点数の高い項目がたくさんあるときには、できそうと思うものから優先順位を付けて取り組むように提案することもあります。

心臓リハビリでの減塩指導において、スタッフはただ「チェックシートで確認してください」と言うのではなく、過去にほかの医療機関から減塩するように言われたことがあるか、過去に取り組んだことがあるかなど、これまでの減塩との関わりなどをヒアリングすることが大切です。そのうえでできるだけモチベーションを高めて前向きに取り組めるようメニューや調理の工夫、食材の選び方などを考えます。

減塩の取り組みがうまくいっているかどうかは、定期的に尿検査を行い、体内の塩分量を調べることで確認していきます。

心臓リハビリ期間中に何度か検査を行い、塩分量が多い場合には、塩分チェックシートの内容を基に、減塩の取り組み状況を確認することがあります。減塩が思うようにできないといった相談はリハビリ期間中いつでも受け付けており、スタッフが一緒になって、無理のないやり方を考えます。

どんなに減塩が大事といっても、味付けを極端に薄くしては食事の楽しみがなくなってしまうので長続きしにくくなります。また、特に高齢者の場合は、あまり味気ない食事にすると食欲が落ち、必要な栄養が摂れなくなってしまう恐れがあります。そのため、塩分は徐々に減らしていき味に慣れていくようにすることが、上手な減塩のポイントです。

私のクリニックの心臓リハビリでお伝えしている、減塩のおもな工夫点は次のとおりです。

・汁ものはできるだけ具だくさんにし、飲み干さない

ラーメンやうどん、みそ汁、スープといった汁ものは概して高塩分です。麺類の場合は麺自体にも塩分が含まれており、例えばうどんなら一杯につき約５～６ｇとされ、これだけで一日の目安量に達してしまいます。

これらは汁を飲まないようにするだけでも、減塩になります。具だくさんにすれば、その分汁の量は減るので、口さみしさを感じることなく減塩しやすくなるはずです。汁には、こってりしたラーメンのように、塩分だけでなく脂質も多く含まれているものがありますので、控えることでコレステロールやカロリーを減らすこともできます。

・薬味やハーブの活用

薬味やハーブ、かんきつ類は食材に風味を付け、薄味でも味気なさを感じずに済みます。例えば焼き魚やステーキ、焼き鳥に塩やしょうゆ、たれなどをかけてしまうと塩分が多くなってしまいますが、その代わりにレモンを搾ったり、タイムやセージといったハーブを効かせたり、あるいはわさびを添えたりなどすると、食材そのものの味を活かして風味を楽しむことができます。

慣れないうちは塩味や濃厚なソースの味が恋しくなるかもしれませんが、その場合、最初の一口分だけ濃い味の調味料を付けて食べることを提案することもあります。脳にはその味が強く刻まれるので、残りは薄味にしても、そう物足りなさを感じずに済むようになることが多いのです。

薄味は物足りない、食べた気がしないという方も多いのですが、薄味だからこそさまざまな風味付けやトッピングを楽しんだり、食材そのものの味を味わったりすることができます。それが習慣化すれば、減塩もつらくならずに取り組みやすくなると思います。

・ほんの少しの油をたらしておいしく

風味を増す方法にはこうした薬味やハーブ、かんきつ類のほか、ゴマ油やオリーブオイルなどの少し香りのある油を、食べる直前にかけるのも効果的です。油にはコクを出す効果があり、薄味でも味わい深く感じられるのです。

ただし、たくさんかけてしまうと脂質やカロリーの摂り過ぎになるので要注意です。舌に風味が感じられればよいので、トッピングの一つとして少量かけるのがポイントです。

・出汁の味に慣れる

私たちが舌で感じる味覚には、甘味、苦味、酸味、塩味のほか、「旨味」もあります。日本の食卓では、昆布や鰹節、干し椎茸といった、旨味を活かした出汁の種類が豊富です。

こうした出汁の味に慣れると、塩やしょうゆをあまり使わなくてもおいしく感じられるようになります。例えばいつものしょうゆを、出汁で割ってから調味料として使う出汁割りしょうゆにしてみるだけでも減塩になります。

・練り物、加工肉は控える

いわゆる加工品も一般的に高塩分とされています。そのなかでも、漬物や佃煮、また塩鮭や干物といった食品に塩分が多いことは誰でも見当が付くと思いますが、それほど塩辛くない食品にも、意外と多量の塩分が含まれているものがあります。

というのも、加工食品は塩味を付ける目的だけでなく、食材の旨味やコク、舌触りなどを強めるために塩を加えてあることが多いのです。

例えばちくわやさつま揚げ、かまぼこなどの練り物は食卓によく上る代表格だと思います。おでんの具としてもおなじみの練り物は、煮込むと汁もより濃くおいしく感じられるものです。これはただ汁が煮詰まっただけではなく、練り物の塩分が汁の味付けになっていると考えられます。

ハムやソーセージといった加工肉もおしなべて高塩分です。また、金時豆やみりん干しといった甘めのものにも、保存性の向上や、甘さをひきたたせる隠し味として、塩が加えられていることが多々あります。

• 調味料は「かける」よりも「付ける」

調味料を料理の上からさーっと回しかけしてしまうと、量は自ずと増えてしまいます。例えば、海鮮丼に上からしょうゆを具全体にかけてしまい、食べ終わる頃にはどんぶりの底に溜まったしょうゆでご飯までしょっぱくなってしまった、という経験をした人もいると思います。

そうせずに、しょうゆを小皿に取っておき、具を一切れひときれ、それに付けてからご飯と一緒に食べるようにすれば、かけるよりも少ないしょうゆで済みます。

なお、調味料は減塩仕様のものをできるだけ活用するよう、勧めています。日本高血圧学会のサイトで、同学会の減塩栄養委員会がまとめた減塩製品の一覧を見ることができますので、それを参考にして減塩のものに替えるとよいと思います。

・煮物よりも炒め煮のほうが低塩分

煮物を作るときに、調味料を入れてから煮詰めて味を染みこませようとすると、調味料の量が多くなり、塩分も高くなりがちです。それよりも、食材に火が通ってから最後に味付けをすれば、少ない調味料でも舌がしっかり味を感じられます。

・砂糖やみりんの量を控えめに

和食では味付けの際、まず砂糖などで甘味を入れてからしょうゆを加えることが多いと思いますが、その甘味が強いと、あとから入れるしょうゆの量も多くなりがちで濃い味付けになってしまいます。薄味に慣れるには、甘味も控えめにすることが肝要です。

・外食、コンビニ食は塩分表示をチェック

塩分相当量で食べるもの、買うものを選ぶようにしましょう。スーパーやコンビニの食品にはほとんどに塩分相当量が表示されています。かつて主流だったナトリウム表示の場合は、次の換算式で塩分相当量を求めることができます。

塩分相当量＝ナトリウム（mg）×2・54÷1000

・カフェインの摂り過ぎに注意

塩分以外で高血圧の方に気をつけてほしいのはカフェインです。カフェインとは植物に含まれる苦味成分の一種で、交感神経を刺激するため血圧を一時的に上げる作用があります。多く含まれる食品としては、コーヒーや紅茶、緑茶、エナジードリンクといった飲料が代表的です。コーヒーやお茶は濃いほどカフェイン量も多くなります。

重症の高血圧患者を対象にした研究で、コーヒーを1日2杯以上飲むと心筋梗塞などの心血管疾患による死亡リスクが2倍になるとの報告もあります。カフェイン入りの飲料は1日1杯を目安とし、薄めを心掛けましょう。

なお、糖質や脂肪分の摂り過ぎにも配慮する必要があります。コーヒーや紅茶には、ミルクや砂糖はできるだけ控えるべきです。

## 栄養指導の例2

# 血糖コントロール

血糖コントロールも心臓病の患者さんにとっては重要です。血糖値が高めの方や、あるいはすでに糖尿病になっており心臓病を合併しているような場合、血糖コントロールができていないと動脈硬化が進み、狭心症や心筋梗塞などの命に関わる疾患の発症や再発リスクが高くなります。一方で血糖コントロールが不良になったときにもう一つ注意が必要なのが、急激に血糖値が下がる低血糖です。低血糖発作は心臓病、特に心不全の患者さんにおいては、時として命取りとなることがありますので極力起きないようにコントロールする必要があります。

血糖コントロールを不良にする食生活のパターンは大きく3つあります。

- 習慣的な間食
- 炭水化物の多い食事
- 食事時間やボリュームのばらつき

## 〈習慣的な間食〉

習慣的な間食とは、文字どおり間食が一日の食事に組み込まれており、空腹でもないのに漫然と食べてしまうことを指します。なかには、本人があまり間食と意識していないまま、三食以外で糖分の多いものを口にしていることもあります。例えば、間食はしていない、と言っていてもよくよく聞いてみると、3時などとおやつの時間を決めてはいないが、仕事中にあめやチョコレートなどのお菓子をつまんだり、缶コーヒーを飲んだりすることが習慣化していることがあり、これは後者に入ります。夜に果物を欠かさず食べている方が「昼間は食べていないから、これは間食ではない」と思っていた、というケースもあります。

この食べ方の場合、血糖値はだらだらと上がりっぱなしになりがちです。食後に上がった血糖値が下がりきらないうちに、糖分が体内に入るのでまた上がってしまうのを繰り返すので、高血糖状態が続き、糖尿病の発症や悪化を招きやすい状態といえます。

そのため間食はスパッとやめられるのであればベストですが、長年の習慣はなかなかすぐには変えられません。そこでまず、間食として食べていたものを、デザートとして食事の最後に食べるようにすることを提案します。これにより、血糖値がだらだらと上がりっぱなしになるのを防ぐというわけです。

また、間食をしてしまったがために次の食事がきちんと摂れない、といった食事量のばらつきや食事時間のずれもなくすことができます。

できれば食後のデザートも夜は控え、朝や昼の食事後のみにすると、身体が活動している間に食べることになるのでエネルギー消費につながり、肥満予防にもなります。

さらに、毎日間食していた方は食後のデザートに替えたうえで、1日おき、2日おきから週1度といったように徐々に頻度を下げていくようにするとよいと思います。

どうしても間食しないと気が済まない、やめられない、という方の場合は、セルフモニタリングで体重や血圧などを測るのと一緒に間食も記録してもらうようにしています。客観的に、普段どのくらい間食しているのか量や内容を把握し、減らせるものはないか、どのくらい減らせるかなどをスタッフと患者さんとで話し合いながら決めていきます。例えば「おせんべい3枚」とあったらそれを2枚に減らせないか、などです。

なお、果物はお菓子じゃないから間食のうちに入らないとか、果物は身体にいいから食べたほうがいい、と言って習慣になっている方も少なくありません。確かに果物はビタミンやミネラル、食物繊維が豊富でその点は身体に良いのですが、一方、糖分も多いので血糖コントロールや肥満対策を要する方にとっては摂り過ぎは良くありません。果物に含まれる果糖は単糖類といって血糖値を急激に上げる性質があり、吸収も良いので中性脂肪になりやすいのです。

適量の目安は、１日に80ｋcal分です。果物の種類によって量は変わってきますが、どれもだいたい「片手に乗る程度の量」を心掛けると食べ過ぎを防ぐことができ、カロリーも範囲内におさまります。

ただし、果汁１００％のジュースは食物繊維が摂れず糖分が多いため、心不全や高血糖のある人は避けるほうがよいと思います。また、シロップ漬けの果物も糖分が多いため、栄養指導では果物としてではなくお菓子として考えます。

### 〈炭水化物の多い食事〉

炭水化物の多い食事は、独居の男性に比較的多いです。独居の男性は自炊をあまりせず、ラーメンや、カレー、丼ものなどの外食やレトルトに偏る傾向があります。野菜は買っても使いきれないからと、自ずと不足がちになります。

炭水化物もメインは糖質ですので、一度にたくさん摂れば急激に血糖値が上がる元になります。それに応じてインスリン分泌量も急激に増え、そのために血糖値は急降下しますが、このアップダウンが激しいとすい臓に負担が掛かり、インスリン分泌や感受性が鈍り糖尿病の発症や悪化につながります。

また、このパターンでは急激に血糖値が下がるときにだるさや眠気を感じやすいため、生活の質が下がってしまうこともあります。

食生活の改善例としては、スーパーやコンビニ等でカット野菜や、サラダチキン、魚の缶詰など、簡単に食べられ、かつ、炭水化物以外の栄養素が摂れる食品を利用することや、週末などに野菜を茹でて冷凍しておき、電子レンジ解凍ですぐ食べられるようにしておくことが挙げられます。

また、空腹時に糖質の多いものを食べると血糖値の急上昇を招くため、食事の際には先にサラダやおかずを食べ、主食を後回しにするなど、食べ方を工夫することでも血糖コントロールをしやすくなります。最近はカロリーや塩分をコントロールした宅配食も多く出ており、自炊が難しい方には、このような宅配食についての紹介や説明も心臓リハビリで行うことがしばしばあります。

### 〈食事時間やボリュームのばらつき〉

高齢者に多いのが、お腹が空いたときや好きなときに好きなだけ食べるといった食スタイルです。予定に追われるようなこともないので、日によって食べる時間も食べる量もまちまちになってしまいがちです。なお、働き盛りやシフト勤務、夜勤がある方の場合は仕事が多忙で食事を抜いてしまったり、夜遅くなってしまったりなどして三食を規則正しく食べられないというケースもよく見られます。

食事時間がばらつき、空腹の時間が長くなると、そのあとにたくさん食べてしまいがちになり、血糖値の乱高下につながりやすくなります。また、すでに糖尿病になっている方は低血糖を引き起こす恐れもあります。

そこで、このパターンの方にはできるだけ起床、就寝、食事を決まった時間に固定することや、食事時間が遅くなりそうなときには早めに軽食を摂っておくことなどをアドバイスしています。

## 栄養指導の例3

# 脂質のコントロール

動脈硬化は脂質の摂り過ぎによっても進みます。脂質のなかでも特に気をつけたいのが、ＬＤＬコレステロールと中性脂肪です。ＬＤＬコレステロール、中性脂肪とも摂取カロリー過多による肥満を背景とし、中高年以降に増えやすく、動脈硬化を進めてしまいます。

おさらいになりますが、ＬＤＬコレステロールは多過ぎると血管壁にアテロームプラークを作りやすくなります。これが動脈硬化の正体で、大きくなると血管が詰まり、命に関わります。

中性脂肪も良くない脂肪の一つで、糖質の摂り過ぎにより、余ってしまった糖質が中性脂肪となり肝臓にたくわえられてしまいます。

ＬＤＬコレステロール、中性脂肪とも、下げるために共通しているのは次の項目です。

・摂取カロリーを控える

体内でのＬＤＬコレステロールや中性脂肪の合成は、摂取カロリーが過剰になると促進されます。カロリー過多で肥満になっている場合はまず、一日の摂取カロリー量を適切にすることが大切です。

・動物性脂肪より、植物性脂肪や魚油を摂るようにする

ラードや牛脂、バターなどの動物性の脂には、体内のＬＤＬコレステロールを増やす飽和脂肪酸が多く含まれています。逆に不飽和脂肪酸と呼ばれる種類の油は体内のＬＤＬコレステロールを減らす作用があるとされており、これは植物性脂肪や魚油に多く含まれます。なお、魚油は青魚に多く含まれており、中性脂肪を低下させる作用もあります。調理の際には動物性脂肪を避け、植物性脂肪と魚油を積極的に摂るようにすべきです。

・食物繊維の多い食物を摂るようにする

食物繊維は「人の消化酵素で消化されない食物中の難消化性成分の総体」と定義されており、大腸まで達して便通を改善する作用を発揮するほか、血液中のＬＤＬコレステロールの濃度を低下させるなど多くの生理機能のあることが分かっています。キノコ類、

海藻類、野菜、イモ類、玄米などに多く含まれています。

これに加え、ＬＤＬコレステロールが高い方は、一日に食事から摂るコレステロール量を３００mg以下に抑えるよう、食事の工夫が望まれます。

一方、中性脂肪が高い方は、糖質やアルコールも控えるようにすべきです。糖質のなかでも砂糖の主成分であるショ糖と果物に含まれる果糖は、特に中性脂肪に変わりやすい糖です。

アルコールにも糖質が含まれており、中性脂肪を増加させやすいことが分かっています。近年は糖質ゼロを謳うビールなども増えてきましたが、基本的にビールやワインといった醸造酒には糖質が多く含まれているので、飲むのであれば焼酎、ウイスキーといった蒸留酒に変えるなどの工夫をするとよいと思います。

# 第5章

# ストレスを減らして生活習慣を整える心臓リハビリテーション［ストレスマネジメント編］

## ストレスは心不全の悪化要因

心疾患とストレスには密接な関係があります。心不全の治療を受けていて、病状のコントロールがうまくいっていた方でも、生活や仕事のストレスが増すと心不全の状態が急に悪くなってしまうことが少なくありません。

また、心臓の病気は死に直結するリスクがあるためほかの臓器の病気よりも不安や恐怖を感じやすいといわれています。その日の体調によって気分の変動が大きかったり、常に不安にとらわれていたりすると、心不全のコントロールもうまくできない傾向があります。

さらに、家族や周囲に迷惑を掛けていることへのすまなさや、発症前に比べ仕事や趣味、家庭生活が思う存分できないことへの焦燥感なども感じる方が多いです。このように病気によるストレスは、体調の悪さからくる気分の落ち込みが、元気であれば気にならないようなことまで波及して悩みを広く深くしてしまうのでやっかいです。

したがって、心臓リハビリの効果を上げるためには、運動や栄養指導だけではなく、患者さんに適切な心理援助を行い、精神の安定を図るなどストレスマネジメントのサポートを行うことも大切です。身体や心の不調は、家族や友人であっても、本人が望むほどにはなかなか理解されにくいことでもあるので、心臓リハビリの場でスタッフが十分に耳を傾け、サポートするべきと考えます。私のクリニックでも、ストレスマネジメントを重視しており、患者さんの日常生活全般において精神的な負担が掛かっていないか、常に気を配るようにしています。

## チェックシートでストレスを「見える化」

患者さんのストレスを和らげるには、まず患者さんがどんなストレスをどのくらい感じているのかを把握する必要があります。

ストレスそのものは、適度であればそれをはねのけようとする意欲や活力につながりますので、決して悪いものではありません。しかし常に不安や緊張を抱えていたり、病気を負い目に感じて無力感が募ったりすると、ストレスがどんどん雪だるまのように大きくなり、やがて太刀打ちできないほどになってしまいます。そうなると、やる気が出ない、悲観的になるなどのうつ状態になりかねず、食欲不振や睡眠障害に至ってしまうこともあります。

心臓の病気を抱える患者さんには、単に悪いところを治すという接し方ではなくメンタル面のケアも必要、との考え方で接することが心臓リハビリには不可欠なのです。

心臓リハビリではスタッフが必要に応じストレスとうまく付き合えるよう、メンタル面のサポートを行います。私のクリニックでも、患者さんのストレスチェックや心理面のサポートなど、病気以外で症状に影響を及ぼしがちな要因がないかを患者さんとの対話から引き出したり、相談に乗ったりすることを積極的に行っています。

その一つが自己チェックシートの活用です。日頃のやりとりを通して、ストレスが強いと思われる患者さんにはシートに記入してもらい、過剰なストレスで心や身体に不調をきたしていると判断される場合には、カウンセリングや薬の処方などの医療的なケアが検討されます。

## 図表13 ストレスチェックシート

Patient Health Questionnaire -9（PHQ -9）日本語版（2018）

| この２週間、次のような問題にどのくらい頻繁（ひんぱん）に悩まされていますか？ | 全くない | 数日 | 半分以上 | ほぼ毎日 |
|---|---|---|---|---|
| ① 物事に対してほとんど興味がない、または楽しめない | | | | |
| ② 気分が落ち込む、憂うつになる、または絶望的な気持ちになる | | | | |
| ③ 寝つきが悪い、途中で目がさめる、または逆に眠りすぎる | | | | |
| ④ 疲れた感じがする、または気力がない | | | | |
| ⑤ あまり食欲がない、または食べ過ぎる | | | | |
| ⑥ 自分はダメな人間だ、人生の敗北者だと気に病む、または自身あるいは家族に申し訳がないと感じる | | | | |
| ⑦ 新聞を読む、またはテレビを見ることなど集中することが難しい | | | | |
| ⑧ 他人が気づくくらいに動きや話し方が遅くなる、あるいはこれと反対にそわそわしたり、落ち着かず、普段よりも動き回ることがある | | | | |
| ⑨ 死んだほうがましだ、あるいは自分を何らかの方法で傷つけようと思ったことがある | | | | |

あなたが、いずれかの問題に１つでもチェックしているなら、それらの問題によって仕事をしたり、家事をしたり、他の人と仲良くやっていくことがどのくらい困難になっていますか？

☐ 全く困難でない　☐ やや困難　☐ 困難　☐ 極端に困難

症状評価は、「まったくない＝０点」「数日＝１点」「半分以上＝２点」「ほとんど毎日＝３点」として総得点（0～27点）を算出します。
０～４点はなし、５～９点は軽度、10～14点は中等度、15～19点は中等度～重度、20～27点は重度の症状レベルであると評価します。


出典: Muramatsu K., Miyaoka H., Kamijima K. et al. Performance of the Japanese version of the Patient Health Questionnaire-9 (J-PHQ-9) for depression in primary care General Hospital Psychiatry. 52: 64-69, 2018.
新潟青陵大学大学院臨床心理学研究, 第7号, p35-39, 2014.

## 看護師を中心とした連携体制でストレス減に取り組む

心臓リハビリでは、患者さんの「運動面しか見ない」「栄養面しか知らない」「心理面しか分からない」ということではなく、スタッフ同士連携しながら患者さんのことをトータルに把握し、その人にとってベストなサポートができるチーム体制を整えています。例えば、自分は運動の担当だから患者さんの運動面しか知らない、というのでは患者さんに寄り添い良質なリハビリを提供できません。いつもよりも元気がない、運動していても覇気がなく運動量や強度も上がらない、といったときには身体面の理由だけでなく、心配事があるなどの精神面の理由があることも多いのです。

私のクリニックではおもに看護師や理学療法士が相談役となり、普段の何気ない会話から、気負うことなく何でも話してもらえる雰囲気づくりを心掛けています。そのうえで適宜、医師を含めたほかのスタッフと情報を共有し、適切な治療やケアへつなげられるような体制づくりに取り組んでいます。

まず心臓リハビリの開始時に、心臓病やリハビリに対する不安の解消や、リハビリに限らず今後どう病気と向き合い、再発予防のために何ができるかといったことなどを患者さんと十分に話し合います。その際、日常生活におけるストレスについても、チェックシートの内容などを基に話を聞き、一緒に対策を考えるようにしています。

　心臓リハビリが始まってからも、例えば「リハビリを続けるのがしんどい」といった後ろ向きな声が出てきたら、患者さんの気持ちを尊重しながら、具体的にリハビリの何に負担を感じているのかを聞いたり、心臓リハビリで得られる効果を再確認したりするなど一緒に話し合います。そこでのやりとりは心臓リハビリに関わるほかのスタッフとも情報共有し、スタッフ皆で対応を考えることもあります。

　気分の落ち込みや無気力は、ストレスのせいだけではなく、病気の悪化が引き起こしている可能性もあります。そのため心臓リハビリのスタッフは症状にも気を配り、必要に応じて医師に報告し治療へつなげるようにしています。

　患者さんのほうも、気持ちが沈んでいるのは一時的なものだろうとか、人に言うのは恥ずかしいなどと一人で抱え込んでしまわず、看護師や医師に相談することが大切です。病気の悪化が原因の場合、治療が後手に回ってしまう恐れがあるからです。

　これまでの診療から、特に男性は高齢になるほど人に弱みを見せたくない、弱音を吐くのは情けない、と不安や悩みがあっても口にしない傾向が強いことが分かっています。

しかしたとえ医療従事者相手でなくても、誰かに話をするだけでもストレスが軽くなることは多々あります。

## ストレスを軽減させる生活のヒント

私のクリニックでは、心臓リハビリ時にいくつか患者さんにアドバイスしているストレス軽減法があります。

・身体を動かしてみましょう

運動すると体温が上がります。これは血行が良くなったことの表れで、血管がたくさん通っている筋肉の緊張がほぐれます。また、身体が温まることで副交感神経の働きが活発になります。これらによりリラックス効果が得られやすいとされています。

運動に集中している間は、嫌な気持ちや後ろ向きな考えを忘れることができるので「気晴らし効果」もあるといわれています。

・休養を取りましょう

ストレスが掛かっているときには、脳や体が緊張状態にあるといえます。そこで、体を休ませて情動を鎮静化させるという方法もストレスを和らげるには効果的です。やらなければいけないことがあったり、気掛かりなことが頭から離れないようなことがあったりしても、まずは脳や体が元気であることがいちばん大事と割り切って、ゆっくり休むことも大切です。

・気分転換を心掛けましょう

嫌な気分にとらわれ、イライラ、クヨクヨしたり、物事を悪いほうへと考えてしまったりするようなときには、その流れをストップさせる〝スイッチ〟をもつことがストレス解消につながります。あまり労力や時間を掛けなくても、例えば深呼吸をする、伸びをする、好きな香りをかぐ、といったような、すぐできて気分転換になるようなことを見つけておくとよいと思います。

・リラックスできる自分なりの方法や、趣味を楽しむ時間をつくりましょう

何かに熱中しているときは嫌な気分やネガティブな考えを忘れられるものです。自分にとって心地よいと思えることや趣味を楽しむ時間を意識してつくることが、ストレス解消につながります。

## 日常生活の注意点

ストレスマネジメントのほかにも、日常生活で気をつけることによって心不全の悪化予防につながる事柄がいくつかあります。心臓リハビリではこれらについても必要に応じて患者さんにアドバイスしていきます。

・入浴について

熱い風呂に入ると急な温度差で血圧が上がり、心臓に負担が掛かってしまいます。

心臓に優しい入浴のポイントは、まず脱衣所と浴室の温度差をできるだけなくすことです。特に冬場、脱衣所が寒いと浴室との温度差が大きくなるために血圧が急上昇して

たいへん危険です。

湯温は40℃前後のぬるめのお湯で、湯船に入るときは水圧による心臓の負担を減らすために、首までつかるのではなく、胸の半分くらいがよいと思います。その際、肩が冷えるようであれば、湯船に浸けた手ぬぐいやバスタオルを肩に掛けます。なお、湯船につかる時間は10分程度を目安にし、長湯は避けたほうがよいです。

また体調が悪い日や食事直後の入浴も控えるべきです。サウナに関しては和温療法という特別なサウナを用いた心不全治療もありますが、一般的なサウナは心臓への負担が大きいので、心臓病のなかでも特に心不全の方は入らないほうがよいです。

### ・便通について

水分制限がある方や利尿剤を服用している方は、便秘気味になることがあります。また、排便時のいきみは血圧の上昇を招くため、心臓への負担を増やしてしまいます。

便秘や、強くいきまないと出ないような硬い便にならないようにすることが大切です。

起床時にコップ1杯の水分を摂る（冷水は避ける）、野菜や海藻類などの食物繊維の多い食材を意識して摂る、ヨーグルトや牛乳、適量の果物を摂るなど食事に気をつけるとともに、便通のあるなしにかかわらず、時間を決めてトイレに行くことで排便習慣を付けることも有効です。また、運動は腸の動きを改善します。

トイレは家の中でも狭心症などの心臓発作や意識消失を起こしやすい場所です。特に冬場は部屋との温度差も心臓に負担を掛けるので、暖かい服を着て入るなどの工夫も心掛けましょう。

### ●睡眠について

睡眠は食事や排泄とともに健康のバロメーターとなります。身体の疲労を回復させたり、脳内を整理して記憶を固定させたり、成長ホルモンの分泌等で傷付いた細胞を修復したり、免疫機能を高めたりなど、睡眠は健康維持・向上に重要な役割を担っています。そのため、健康的な生活を送るには質の良い睡眠が取れるよう心掛けることが大切です。

質の良い睡眠とは、簡単にいえば「寝付きが良く、ぐっすり眠れて、朝の目覚めが良い」ことを指します。こういうとつい就寝時のことばかり考えがちですが、注目すべきはむしろ日中の過ごし方にあります。

まず、起きたときにしっかり光を浴びることです。これにより体内時計をリセットでき、生活リズムが整います。

そして、起きているときにはしっかり身体を動かし、ほどよく疲れることも良い眠りのポイントです。高齢になると日中、ほとんど動かなくなり、テレビばかり見ている生活を送る方も増えてきますが、そうなると昼夜のめりはりがつきにくくなり、夜なかなか眠れなくなってしまうものです。

昼寝を長時間したり、夕方にしたりすると体内時計が乱れて夜寝付きにくくなるので、昼寝をするなら午後3時まで、30分以内を心掛けましょう。

寝付きが悪い方には時間だからと床に就くのではなく、眠くなってから布団に入るようアドバイスしています。というのも布団の中で目がさえてしまうのと、もともと眠れず布団に入らないのとでは、同じ時間であっても前者のほうが不眠を感じやすいのです。眠れないということは、脳が睡眠を欲していないからだとある意味割り切って、眠くなるまで起きている、というのも不眠対策の一つになります。

だからといって、遅くまでスマホやパソコンに向かっているのは脳を無理に覚醒させている行為となり、良くありません。自分なりのリラックス法を見つけ、心や身体を休めることがスムーズな寝付きを誘います。また、寝る前にコーヒーや緑茶などのカフェインが多い飲み物を摂るのも、寝付きが悪くなったり中途覚醒の原因となったりしますので控えたほうがよいです。寝付きを良くするために寝酒を習慣にしている方を時々見掛けますが、これもお勧めできません。アルコールは一見寝付きを良くするように感じますが、実際には睡眠自体を浅くし中途覚醒を起こしやすくするのみならず、いびきや無呼吸を悪化させることが分かっています。

睡眠時にいびきが異様に大きい、または呼吸が止まっていると家族など周囲の人に指摘されたことがある方や、昼間に強い眠気のある方は睡眠時無呼吸症候群の可能性があります。

睡眠時無呼吸症候群とは、寝ている間、喉の気道が狭まり呼吸がしばしば止まってしまうために心身にさまざまな悪影響を及ぼす疾患です。目安として10秒以上の呼吸停止が睡眠中1時間あたり5回以上現れるとこの疾患が疑われます。肥満のために喉が圧迫されるケースが多いものの、やせていても顎が小さかったり扁桃腺の肥大があったりすると起こることもあります。

睡眠時無呼吸症候群になると、脳が酸素不足になるため交感神経を活性化させてしまう反応が起きてしまいます。これが心房細動などの不整脈や血管の収縮による高血圧が生じる原因となり心臓に負担を掛けてしまうのです。

私のクリニックでは、睡眠時無呼吸症候群の患者さんへは、その程度に応じ治療を検討します。軽度であれば生活習慣の見直しで改善が見込める方もいますが、重症度が高いケースに対してはＣＰＡＰ（シーパップ）という無呼吸を劇的に改善させる人工呼吸器を睡眠時に装着してもらう治療が適応となります。

### ・薬の管理について

心不全の悪化を防ぎ、良好な状態を維持するには薬を処方にしたがってきちんと飲むことがとても重要です。しかし心不全では何種類もの薬が処方されることも多く、患者さんによっては飲み忘れてしまうなど、管理がうまくいかないケースもよくあります。そこで心臓リハビリでは必要に応じて看護師や薬剤師から、薬の飲み忘れがないかを確認したり、患者さんがなんのための薬か理解していない場合には服薬指導を実施したりしています。

〈心不全の治療に使われるおもな薬〉

心不全の治療薬には大きく分けて、症状を緩和する薬と悪化を防ぎ予後を良くする薬の2種類があります。それぞれにメカニズムの異なる薬が多数あり、心不全の種類（ヘフレフまたはヘフペフ）や重症度などによって使い分けられます。

◇利尿薬

尿量を増やすことで体内の余分な水分を減らし、肺のうっ血による呼吸困難やむくみを改善する効果が期待できます。１日の水分摂取量の管理も併せて行います。副作用としてだるさや口の渇きを感じる場合があります。

例）ラシックス（フロセミド）、ダイアート（アゾセミド）、ルプラック（トラセミド）、サムスカ（トルバプタン）など

◇アンジオテンシン変換酵素（ＡＣＥ）阻害薬、アンジオテンシンⅡ受容体拮抗薬（ＡＲＢ）、アンジオテンシン受容体ネプリライシン阻害薬（ＡＲＮＩ）

進んでしまった血管収縮を抑えて血管を拡張させ、心不全の症状を改善します。心筋

を保護する作用も期待されます。副作用として空咳や血管性浮腫（顔や喉などが腫れる）が現れる場合があります。

例）レニベース（エナラプリルマレイン酸塩）、コバシル（ペリンドプリルエルブミン）、ニューロタン（ロサルタンカリウム）、ブロプレス（カンデサルタン シレキセチル）、エンレスト（サクビトリルバルサルタンナトリウム水和物） など

◇β（ベータ）遮断薬

ノルアドレナリンというホルモンの作用を阻害して交感神経の興奮を抑える働きがあります。心臓が過度に働かないようになるため、心筋を保護して心臓の寿命を延ばします。頻脈性不整脈の治療薬としても処方され、不整脈による突然死も減らす効果が認められています。副作用として血圧が下がり過ぎたり、立ちくらみが起きたりする場合があります。

例）アーチスト（カルベジロール）、メインテート（ビソプロロールフマル酸塩）

◇ミネラルコルチコイド受容体拮抗薬

アルドステロンという心不全を悪化させてしまうホルモンを抑える働きがある薬です。心不全の進行のみならず腎臓病の悪化も抑える効果が認められています。尿を増やす作用もあるため心不全の患者さんに効果的な薬です。副作用として血液中のカリウムが増え過ぎる高カリウム血症が起こる場合があります。

例）アルダクトン（スピロノラクトン）、セララ（エプレレノン）など

◇ＨＣＮチャネル遮断薬

心不全による頻脈に対し、心拍数を減らすことで心不全の症状を改善します。

例）コララン（イバブラジン塩酸塩）

◇抗凝固薬

血栓ができやすい方に処方される薬で、血液を固まりにくくします（いわゆる血液をサラサラにする薬）。特に心房細動といった不整脈がある方の脳梗塞や血栓症を予防します。

例）ワーファリン（ワルファリン）、エリキュース（アピキサバン）、リクシアナ（エドキサバン）、プラザキサ（ダビガトラン）、イグザレルト（リバーロキサバン）

◇抗血小板薬
血小板の働きを抑え、血栓を防ぎます。おもに狭心症や心筋梗塞の治療・予防に使われます。

先述の抗凝固薬と併用する場合、出血のリスクが高くなるので注意が必要です。

例）バイアスピリン（アスピリン）、プラビックス（クロピドグレル）、エフィエント（プラスグレル）、プレタール（シロスタゾール）など

◇硝酸薬
狭心症や心筋梗塞による心不全に対し処方されます。決まった時間に服用するものと、発作時に用いるものがあります。

例）アイトロール（一硝酸イソソルビド）、ニトロール・フランドル（硝酸イソソルビド）、ニトロペン・ミオコールスプレー（ニトログリセリン）

◇ＳＧＬＴ２阻害薬

もともと糖尿病の治療薬として開発された薬ですが、近年心不全にも有効性が確認され、一部の薬が保険適用になっています。心筋保護作用があるとされ、心不全による入院リスクを減らすことが研究で実証されており、これまで有効な治療薬がなかったヘフペフにも効果が認められています。なお、心不全の治療薬としては、糖尿病のあるなしに関係なく処方されます。

例）ジャディアンス（エンパグリフロジン）、フォシーガ（ダパグリフロジンプロピレングリコール水和物）

## •旅行について

旅行好きでありながら心不全になった方からは「もし旅先で具合が悪くなったらどうしよう」とか「一緒に行く人に気を遣わせてしまうのでは」といろいろなことが気になって、なかなか出掛けられないという声もよく耳にします。

確かに旅行はいつもと違う場所へ行き、いつもと違うことをしますから、どうしても普段の生活習慣が崩れがちになります。温泉に行けば長湯したくもなりますし、おいしい料理が並べばたくさん食べたくもなると思います。お酒も進む一方で、薬はつい飲み忘れてしまいがちになるので心配です。

　このように、旅行には心不全の状態を悪くしてしまう要素が数多くある、ということは知っておいてほしいと思います。

　だからといって旅行はいっさいいけないというつもりはありません。事前に心臓リハビリのスタッフに相談してもらえれば、例えば温泉に入ってもいいけれど、冬の露天風呂は温度差が激しいので避けるべきであるとか、お酒はビール1杯にとどめるなど、その方の身体の状態を踏まえた個別のアドバイスが受けられます。自分にとって安全なこと、逆に危険なことが分かっていれば、旅を楽しむことは十分にできます。

　以下は、心不全患者に共通していえる留意点です。

- 体調を見ながらゆとりをもったスケジュールにする
- 塩分を摂り過ぎないようにする
- 長時間座ったままにならないようにする
- こまめな水分補給をする（ただしカフェインやお酒は不向き）
- お薬手帳を携帯し、薬は予備も含めて忘れずに持って行くなお、心不全の患者さんからはよく、「飛行機にはもう乗れないのでしょうか」と聞かれることがあります。確かに飛行機内は気圧が低くなるため、心臓に負担を掛ける可能性がありますが、重症度によります。一般的には、ＮＹＨＡ心機能分類におけるⅢ～Ⅳ度の場合は避けるほうが安全と考えられます。しかし、飛行時間や前後のスケジュールも関係してきますので、事前に心臓リハビリスタッフや主治医に相談してほしいと思います。

## ・禁煙について

日本循環器学会の急性・慢性心不全診療ガイドライン（２０１７年改訂版）では、喫煙は心血管疾患の危険因子であり、心不全進展ステージのいかなる段階においても積極的に禁煙を勧めるべきとされています。タバコの煙には、７０００種類以上にも上る化学物質が含まれているといわれており、これらの多くは血流に乗って全身に運ばれるため、その経路となる血管がダメージを受けてしまうのです。

喫煙者は、虚血性心疾患で亡くなるリスクが非喫煙者の約3倍にも上ったという研究報告もあります。また一日の喫煙本数が多いほど心筋梗塞になるリスクが高く、例えば男性では１～14本／日で非喫煙者の３・２倍、35本以上では４・４倍にもなるとのデータもあります。仮に、高血圧や糖尿病、脂質異常症がない方であっても、喫煙習慣があるだけで動脈硬化のハイリスク群になってしまうのです。

こうした数字を持ち出すまでもなく、タバコが身体に良くないことはすでによく知られていますが、そうと分かっていても、「もう長年吸っているから、今さらやめても手遅れだろう」と諦めている方もいるかと思います。

しかし、禁煙をすればその日から、血管壁が傷付いたりニコチンにより血圧が上昇したりといった、日々の喫煙でもたらされてきた血管への悪影響はなくなることが分かっています。１年間禁煙すれば、狭心症や心筋梗塞のリスクが喫煙者の約半分ほどになることや、心臓発作の発症後に禁煙すれば次の心臓発作が起きる可能性を半減させることができるなど、迅速な効果があることが研究によって裏付けされていますので、ぜひ前向きに取り組んでいただきたいと考えます。

また、喫煙の害に関しては受動喫煙といって、タバコを吸わない周囲の人の体内にもタバコの有害物質が取り込まれ、動脈硬化をはじめさまざまな病気のリスクを高めることが分かっています。

**図表14 1日の適正な飲酒量**

| | 適量の目安 | アルコール度数 | エネルギー |
|---|---|---|---|
| ビール | 500 ml（中瓶１本） | 4～5 % | 200 kcal |
| 日本酒 | 180 ml（１合） | 12～13 % | 200 kcal |
| ウイスキー | 60 ml（ダブル１杯） | 40 % | 142 kcal |
| 焼酎（25度） | 90 ml（0.5 合） | 25 % | 131 kcal |
| ワイン | 200 ml（グラス２杯） | 10～14 % | 150 kcal |

〈適量（純アルコール20g）の場合〉
※飲酒の適量とペースには個人差がある。

文部科学省「五訂増補日本食品標準成分表」を基に作成

国内において禁煙治療は公的保険で受けられるようになっており、禁煙外来のある医療機関も増えてきました。心臓リハビリでも施設によっては禁煙外来を併設しているところもありますし、希望者には近隣の禁煙外来を紹介するなど、積極的な支援を行っているところが多くあります。

### ・飲酒について

アルコールは、含まれている糖質が中性脂肪に変わりやすいことが分かっています。しかし、アルコールはそれだけでなく、食欲を亢進させることによる肥満リスクの上昇や、膵《すい》炎、肝障害の要因になるなど、多方面への悪影響が懸念されます。そのため心不全の患者さんには脂質コントロールを必要としない方であっても適量を守るよう、アドバイスしています。

なお、ここでいう適量は純アルコール換算で１日20ｇですが、酒類により目安は変わってきます。

飲酒は適量の範囲内で、病状を悪化させないよう、個人の病状や嗜好により主治医と相談のうえで決めていくのがよいと考えます。

### ●性生活について

心疾患がある方には疲労感や息切れ、胸痛が見られることが多いため、性生活においてもこれらが気掛かりな方はいると思います。

しかし、過度な心配は不要と私は考えます。性生活の運動強度を医学的に評価すると４～５ＭＥＴｓに該当します。次ページの表の同じ欄に記載されている「自転車に乗る」と同等であり、心不全であってもこれらが日常的に行えれば、心臓への負荷という点でまず支障はないと考えてよいと思います。

今、疲労感や息切れなどのために自信がなくても、心臓リハビリを受けて体力が付き、心機能が安定して、４～５ＭＥＴｓ相当の運動が苦にならなくなれば、アクティブになれる可能性は十分にあります。これは男女を問いません。性生活改善のためだけに心臓

## 図表15 日常活動のエネルギー消費量（METs）

| METs | 許容身体活動 |
|---|---|
| 1～2 | 立位（会話、電話、読書）、皿洗い |
| 2～3 | ゆっくりした歩行、料理や食材の準備、洗濯、子どもと遊ぶ、ストレッチング、バランス運動、ヨガ、座って行うラジオ体操 |
| 3～4 | 歩行、電動アシスト付き自転車に乗る、家財道具の片付け、子どもの世話、階段を下りる、ダンス |
| 4～5 | 自転車に乗る、階段を上る、性交、耕作、家の修繕、ゴルフ、テニス、水泳（ゆっくりとした背泳） |
| 5～6 | かなり速歩、動物と遊ぶ、シャベルで土や泥をすくう、家具・家財道具の移動・運搬、スキー、バドミントン |
| 6～7 | スコップで雪かきをする、ゆっくりとしたジョギング、ウェイトトレーニング、山を登る（0～4.1kgの荷物を持って） |
| 7～8 | 農作業（干し草をまとめる、納屋の掃除）、ジョギング、サッカー、エアロビクス |
| 8～9 | 運搬（重い荷物）、荷物を上の階へ運ぶ、階段を上る（速く）、サイクリング（約20km/時）、ランニング |
| 10～ | 水泳（クロール、速い、69m/分）、ランニング（188m/分） |

1METは安静時エネルギー消費量

厚生労働省「生活活動のメッツ表」および「運動のメッツ表」を基に作成

リハビリを受ける、という方はそうそういないと思いますが、生活の質向上のなかには当然、含まれてしかるべき事柄です。心臓リハビリではこうした面でのメリットも得られる、ということを知っておいてほしいと思います。

ただし、留意点もあります。これはあくまで性生活を「運動強度」という一つの尺度で見た場合の判断基準です。性行為には感情の高ぶりなど精神面のインパクトもしばしば伴い、良くも悪くもストレスが掛かりますので、その日の体調とよく相談し無理をしないことが肝要です。とはいえ、これは性生活に限らず普段の運動でも同じことがいえますので、あまり特別視することもないとは思います。

また、心不全の背景にある動脈硬化は勃起不全の要因にもなるので、運動強度の点で問題がなくとも満足度に影響する可能性はあります。

なかなか人には言いにくいことでもあり、一人で抱え込んでしまいがちですが、それがなおさら心不全に起こりがちな不安やうつ傾向を強めてしまうことになりかねないことが懸念されます。そのような思いから私のクリニックでは、性生活に限らず患者さんの個別性の高い悩みに対し、プライバシーに十分配慮してスタッフに話しやすい雰囲気づくりを心掛けています。

# 第6章

## 心臓リハビリテーション施設を賢く選択！
## 心不全の再発を防いで健康寿命を延ばす

## 外来で心臓リハビリを受けるには

心臓リハビリは、心筋梗塞などの心臓病で入院すると、医師が必要と判断した場合にその病院で受けることができます。入院時に行われる急性期リハビリはもちろん、退院後もその病院へ通院して回復期のリハビリを受けることになります。保険についても退院後１５０日間は公的保険で受けることができます。

その病院で回復期のリハビリを実施していない場合は、近隣で心臓リハビリを行っている病院ないし外来の施設へ紹介という形を取ります。

また、現在心不全で治療に通っている方が、心臓リハビリを受けてみたいと思ったら、主治医に相談してみるとよいと思います。そこでは心臓リハビリを行っていないとしても、適応があると判断されれば近隣の施設を紹介してもらえます。

過去に入院経験があり、１５０日間の公的保険での心臓リハビリをすでに受けたことがある方でも、病状によっては再度、保険適用にて心臓リハビリを受けられる可能性があります。

心臓リハビリを受けられる施設は、インターネットを使って自分で探すことも可能です。日本心臓リハビリテーション学会のホームページ内にリストがあり、都道府県別の検索ができます。もし、今はどこの医療機関にも通院していないけれど気になる症状があるなどで、受診を検討している場合は、心臓リハビリ施設のある病院やクリニックを候補の目安にするとよいと思います。

## 外来で受けられる施設は多くない

しかし、今のところ外来で受けられる心臓リハビリ施設は、心臓病や血管の病気など心臓リハビリの適応となる病気になっている人数に対し、決して十分な数があるとはいえません。

厚生局のデータを基にした考察では、国内における病院、外来（クリニック）合わせての心臓リハビリ施設数は1500ほどあるものの、心臓リハビリが必要な心疾患の患者さんに対して十分な施設数が提供できているかというと決してそうではないのが現状です。

とりわけ外来専門の施設、つまり病床をもたないクリニックで心臓リハビリを行っているところは非常に限られているのが実状です。

**図表16　退院後の外来通院心臓リハビリの参加状況**

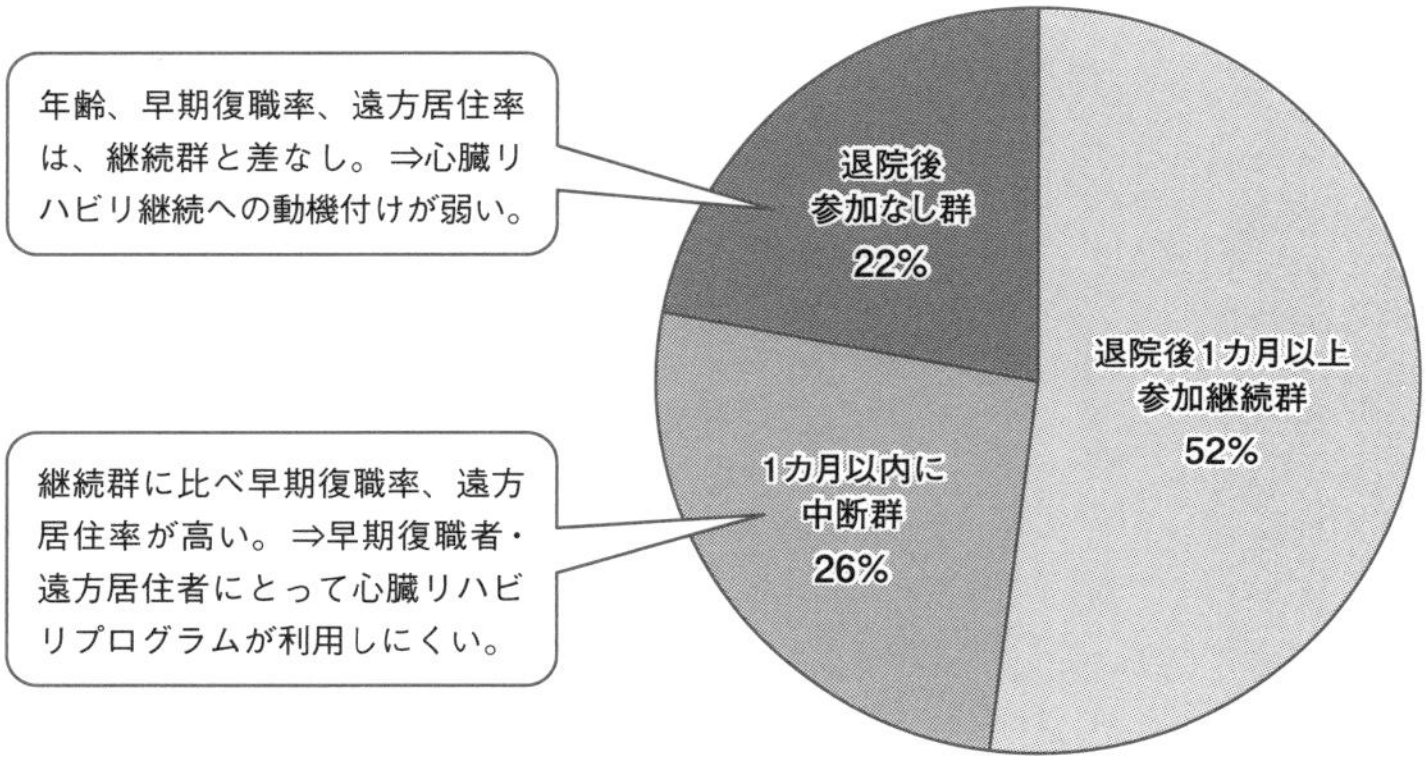


『狭心症・心筋梗塞のリハビリテーション　心不全・血管疾患の運動療法を含めて 改訂第４版』（木全心一 監修、齋藤宗靖・後藤葉一 編、南江堂）を基に作成

心臓病を専門的に診る診療科は循環器（内）科です。しかし国内の各地域にある循環器を診る医療機関が必ず心臓リハビリの施設をもっているわけではありません。それどころか各都道府県に数施設とごく限られた存在なのです。病院でも外来患者の心臓リハビリを行っているところはありますが、昨今の人手不足などの事情で入院患者が優先される傾向があり、受け入れ態勢は十分とはいえません。そのために、せっかく心臓リハビリを受け始めても継続的に通いきれずに結局中断してしまうケースも、実は少なくないのです。

国内の調査で、心筋梗塞などで入院したものの退院後に外来での心臓リハビリを受けなかった患者さんに、その理由を聞いたところ、１位が「自宅が遠方で通院が大変だから」であったとの報告があります。また、入院中に退院後の心臓リハビリを申し込んでいた患者さんの約半数は、心臓リハビリにまったく通わなかったか、通っても1カ月以内に中断してしまったという報告もあり、ここでもおもな理由として遠方居住者であることが挙げられています。

もっと施設数が増え、通いやすい近所にあれば、こうした理由での不参加や中断は減らせると考えられます。

私のクリニックは、埼玉県ふじみ野市では初めての外来専門の心臓リハビリ施設です。県内には病院も含め２０２３年現在30近くの心臓リハビリ施設がありますが、クリニックでは今のところ数施設しかなく私のクリニックはそのなかの一つです。高齢者が増え続けている日本において、いかに外来で受けられる施設を増やすかは心臓リハビリ界の喫緊の課題であると考えています。

心不全患者がもっと心臓リハビリを身近に感じ継続して受けやすくするには、地域に根差した〝街の頼れるお医者さん〟のなかに心臓リハビリを行える施設が増えることが重要なのです。

## 特徴は施設ごとに異なる

一口に心臓リハビリ施設といっても、プログラムやその進め方、使用機器などは施設によりさまざまです。医療機関が心臓リハビリ事業を始める際に守らなくてはならない施設基準は存在しますが、それは診療報酬の算定を取るための最低限のルールであり、それを満たしていれば細かな部分は各施設の判断でよいことになっています。

心臓リハビリは運動療法だけでなく栄養やストレス面などの生活全般をフォローしていくプログラムですが、実際には施設によって力の入れ具合には差があります。運動療法の比重が高く、ほかは手が回らないというところもあります。

また、心臓リハビリは、スタッフが患者さんと直に接しながら運動や栄養指導をしたり、カウンセリングで悩み相談に乗ったりしますので、リハビリの質はスタッフの力量によっても大きく左右されます。もちろんどの施設も、心臓や心臓リハビリの専門知識の豊富なスタッフが配置されていると思いますが、日々のブラッシュアップ、スキルアップはやはり施設ごとに考え方もやり方も違いますので、それは自ずと患者さんに提供されるリハビリの質に反映されます。

しかし患者さんにとってはどの施設も同じように見えて、質の良し悪しまではなかなか分からないと思います。そこで、本書を読んで心臓リハビリを受けてみようかなと思った人向けに、私が考える良い施設の条件を4つ、挙げてみました。

## 患者さんを知る努力――開始前の面談を重視

良い施設の条件として最も私が重視しているのは、患者さんと医療者とのコミュニケーションが円滑であることです。

心不全は、一度なってしまうと一生の付き合いになる病気です。心機能が低下して強い症状が出ることのないよう、いたわりながら生活していくことが求められます。そのためには、心臓リハビリに関わる医療従事者は理想論をふりかざし、ただ頑張れと叱咤激励するような態度でいては、決してうまくいかないというのが私の考えです。

例えば血圧を下げるには減塩が効果的というのは医学的な見解です。しかし生活者の立場に立つと、味気ない食事が続けばストレスになり、それで体調を崩してしまうこともあり得るし、長続きしなければ結局、血圧のため、心臓のためにはなりません。

患者さんは、生活者でもあります。心不全の悪化予防のためにすべきことは分かっていても、生活者としては受け入れにくいというジレンマもあると思うのです。そこをうまく解消していきながら、心臓に良い生活習慣を身につけてもらうことに時間や手間を惜しまないことが、良い心臓リハビリ施設の条件です。

そのために私がなによりも重視しているのは、コミュニケーションです。医療従事者と患者さんとの考えのギャップを埋めるには、とにかく言葉を交わして患者さんの考えや思いを汲み取っていかなければ始まらないからです。

そのため、とりわけリハビリ開始前に行う面談には力を入れています。これはどの心臓リハビリ施設でも行っているわけではなく、私のクリニック独自の取り組みの一つです。リハビリを行うにあたり具体的にどのような内容がその患者さんにとって最も利益をもたらせるかを知り、計画を立てることを目的に導入しました。

それまでは運動療法や栄養指導など個別のプログラムのなかで、それぞれのスタッフが患者さんと話をして目標設定や指導内容の決定をしてきました。しかしその体制では担当スタッフが別々であることで齟齬が出やすくなったり、漏れが生じやすくなったりするなど、その人一人を全体として見る包括的な働き掛けがしにくいことが課題でした。

それでは個々人がどんなに善かれと思ってリハビリをしても、患者さん本人にとっては見当違いなことになりかねません。

そこで、期間の限られたなか、その方に必要な運動やそのほかの生活習慣をしっかり付けてもらうには、スタッフ間の認識が統一できていることが重要と感じ、それを推進するために、まず看護師が患者さんの面談を行い、運動、栄養、その他生活面をすべてその看護師が聞き取り把握するプロセスを踏むことが有効と考えたのです。

これを私は看護面談と名づけました。

患者さんのモチベーションを高め、心臓リハビリを中断することなく続けるには、看護面談をいかに丁寧に、患者さんの気持ちに寄り添って行い、かつ必要な情報を取りこぼしなくつかんだうえで、ほかのスタッフと共有化できるかにかかっています。

私が以前責任者を務めていた大学病院で、心臓リハビリを受けた患者さんを対象に調査を行ったところ、看護面談は心臓リハビリの自己都合による中断を減らし、運動習慣やセルフモニタリングの習慣を付けるのに効果があることが明らかになりました。

調査概要は、心臓リハビリに看護面談が導入される前（２０１６年８月以前）の症例

## 図表17 外来心臓リハビリでの看護面談の有無

### a 心臓リハビリ自己中断有無の割合

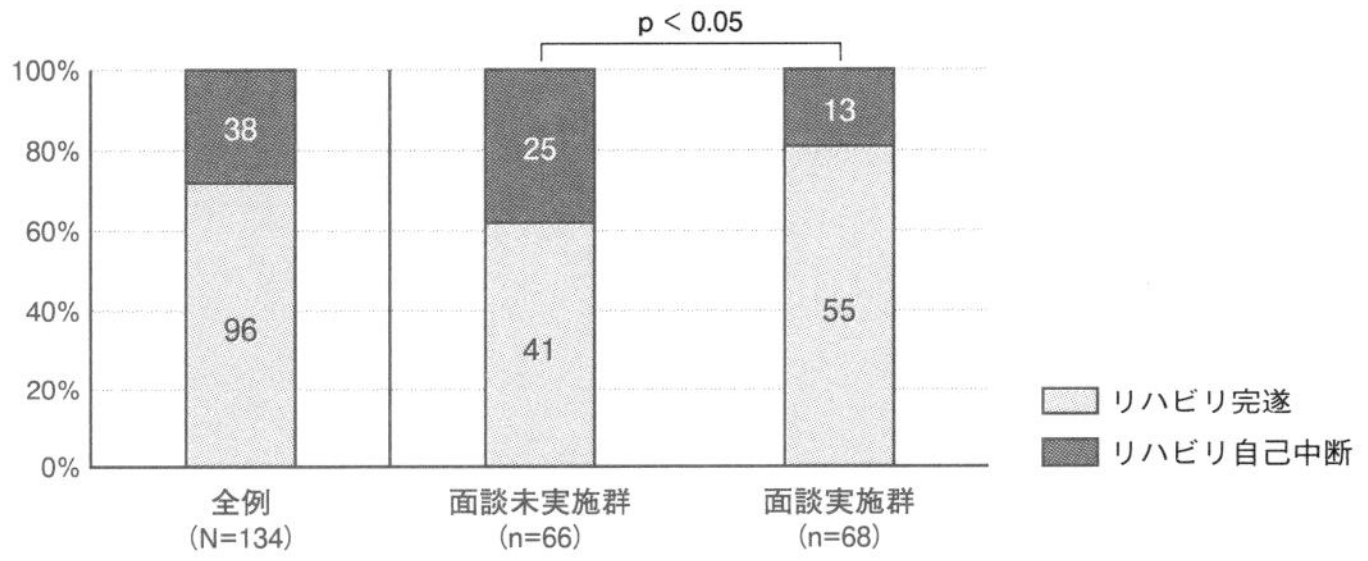


### b セルフモニタリング習慣獲得有無の割合

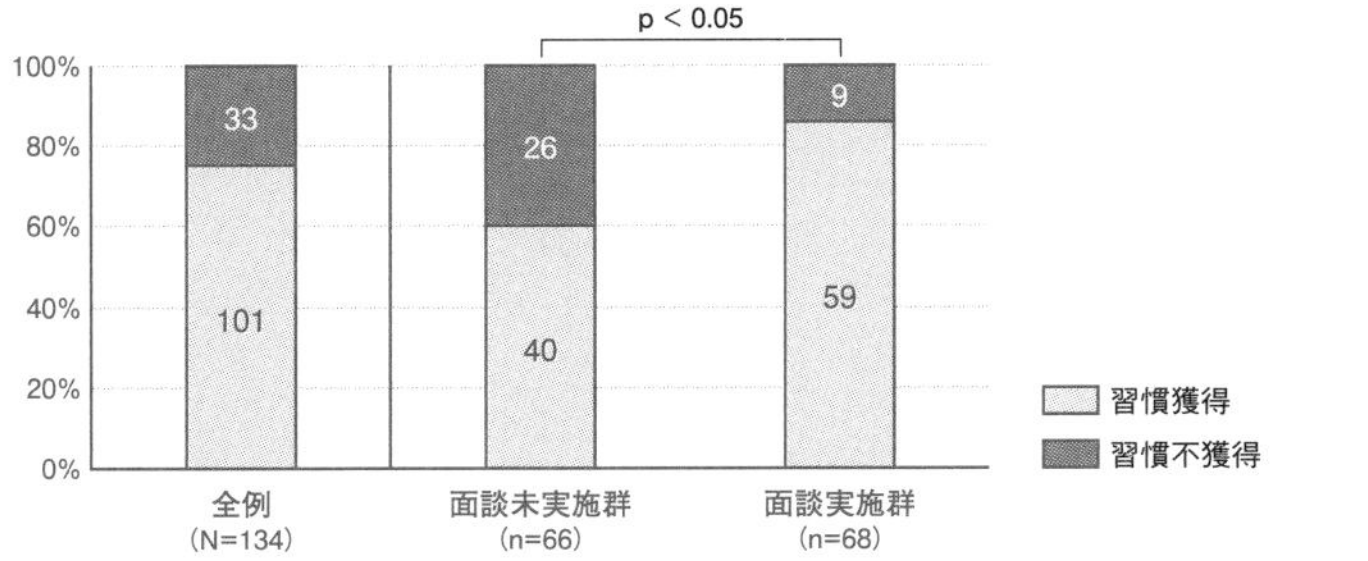


### c 運動習慣獲得有無の割合

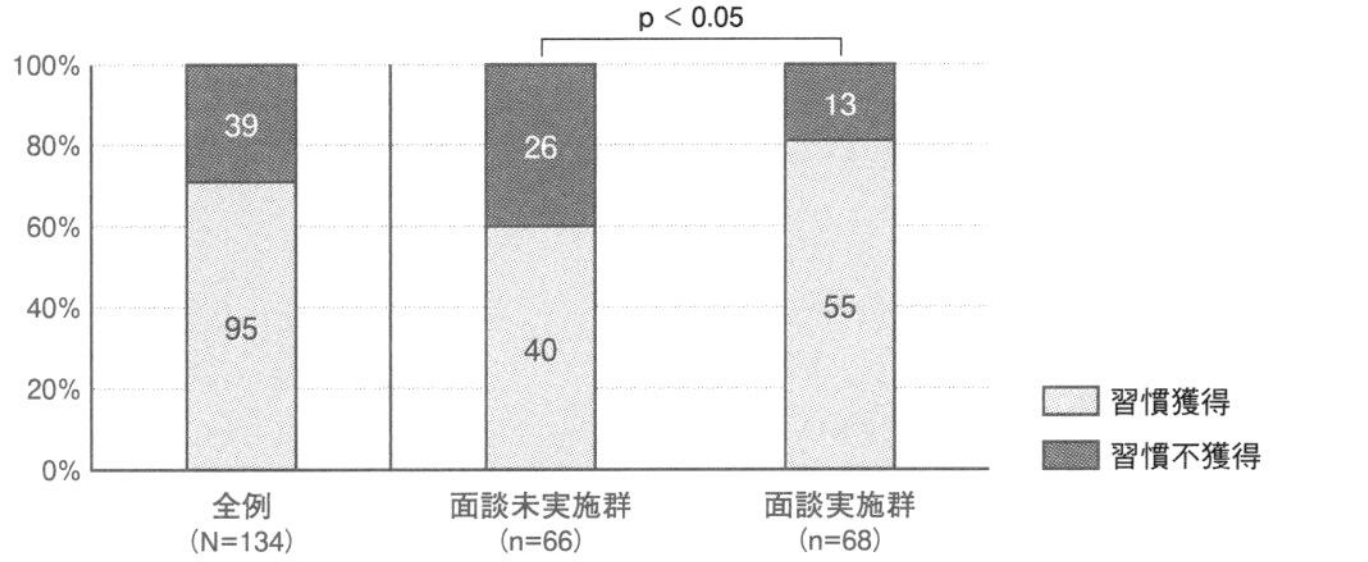


面談実施群、面談未実施群での心臓リハビリ自己中断有無の割合（a）、セルフモニタリング習慣獲得割合（b）、運動習慣獲得割合（c）の比較。心臓リハビリ導入時看護面談実施群において心臓リハビリ自己中断率は有意に低く（a）、セルフモニタリング習慣獲得割合、運動習慣獲得割合が有意に高い（b、c）結果であった。

日本心臓リハビリテーション学会「学会誌・心臓リハビリテーション（JJCR）28巻1号（2022年）」を基に作成

66例と、導入後の68例とで、自己中断の有無、セルフモニタリング習慣獲得の有無、運動習慣獲得の有無の各割合を比較したものです。その結果、自己中断率は明らかに後者のほうが低いことが分かりました。また、セルフモニタリングと運動習慣の獲得率（習慣が身についた人の割合）は、看護面談を導入した症例グループのほうが高いことも分かりました。

なお、この調査研究は２０２２年の心臓リハビリテーション学会誌に掲載されました。

## 偏りのない情報把握の工夫

良い施設の条件の２つ目は、チームワークが良いことです。

一人の患者さんに対し、何人もの多職種のスタッフが関わりをもちながら進めていく心臓リハビリでは、スタッフ全員が漏れや誤解なく情報を共有することが大切です。その工夫ができている心臓リハビリ施設は、患者さんのことをよく考えている患者ファーストの施設といえます。

私のクリニックでも、看護面談の実施にあたっては、担当者により患者さんから得る情報の内容に偏りが出ない工夫をしています。それが患者プロフィール用紙という、ヒアリング用のシートです。

プロフィール用紙には、病名や症状、今飲んでいる薬などの治療内容、また食事や運動、睡眠や入浴、排便、嗜好品といった生活習慣についての質問項目が並んでいます。いずれも、心臓リハビリのプログラムを決めていくのに欠かせない情報です。これを、事前に患者さんに渡し記入してもらってから、面談時にそれを患者さんと面接担当者が一緒に見ながら内容を確認していくようにしています。

わざわざ書くなんて面倒だ、と思う方もいるかと思います。しかしこれは患者さん自身にとっても、少なからずメリットのあることなのです。

というのも、これを記入することにより患者さん自身も、今の自分の状況を客観的に把握するのに役立つからです。日々の生活習慣は、その方にとっては当たり前の行動で、何も考えずに繰り返していることが多いものです。しかしこうして紙に書き出し、専門知識のあるスタッフと話をしてみると、普通だと思ってやっていたことが必ずしもそうでなく、心臓に負担を掛ける元になっていた、と気づくことも少なくないのです。

## 患者さんの思いに寄り添う傾聴

良い施設の条件の3つ目は、患者さんの気持ちや考えを尊重しながらリハビリを行うことです。

医療施設にはとかく医療者が患者さんに一方的にものを言うような、なんだか威圧的で堅苦しいイメージが付きまといがちです。しかし心臓リハビリでは「患者さんと一緒に」心臓に優しい生活を考えることが基本精神であり、それを実践している心臓リハビリ施設は良い施設といえます。

私のクリニックでもこのことを重視しています。

傾聴はその実践に欠かせないコミュニケーションスキルの一つです。もともとはカウンセリング用語で、耳や目、心を傾け否定せずに聴く会話の技術を指します。

病気治療を目的としている医療従事者と、生活を営んでいる患者さんとではしばしば病気との向き合い方などで価値観の差が生じることがあります。これは自分自身への戒めも込めてですが、医療者としての立場だけで患者さんと接すると、患者さんの思いをうまく理解できないまま、治療やケアの一方的な押し付けになってしまいかねません。

リハビリをするのはあくまでも患者さんです。ですから患者さんが中心、患者さんが主役であり、医療従事者は患者さんが自分にとって適した内容のリハビリを、前向きに続けられるようにサポートしなければなりません。リハビリ前に行われる面談はまさにその「最初の一歩」であり、そこでボタンの掛け違いがあったらずっと尾を引いてしまいます。

そうならないようにする工夫の一つに患者プロフィール用紙の運用があるのですが、ツールやマニュアルをそろえるだけでは不十分で、患者さんの話をよく聴くことのほうが大事です。それによって、プロフィール用紙に書かれた内容をより噛みくだいて深く理解し、正しい情報を把握できるようになります。

また、傾聴は信頼関係を築くためにも非常に重要です。

心臓リハビリに来る患者さんが全員、最初からやる気まんまんで前向きな態度、というわけではありません。医者から受けろと言われたから来たものの、何をするのかよく分からないままの方もいますし、やらなきゃとは思っているけれど運動音痴なのでついていけるか心配、と不安顔の方もいます。

ここでも、スタッフが一方的に「決まったことですから」と言わんばかりに事を進めるのではなく、まず猜《さい》疑《ぎ》心《しん》や心配事、疑問などを解消し、スッキリしてから取り組んでもらうことが大切と考えます。

患者さんにとっても「自分の話を聴いてもらえる」という安心感や満足感から、前向きに取り組みやすくなります。これはスタッフとの信頼関係がつくられた表れといえます。こうした精神面でのつながりが、先に紹介した研究のように、自己都合の中断を減らし、心臓に良い生活習慣の獲得をもたらすのだと思います。

## 管理栄養士による食事指導

良い施設の条件の4つ目として、私は栄養指導の専門性の高さを挙げたいと思います。

心臓リハビリ施設を新規に立ち上げる際の施設基準は、「心大血管疾患リハビリテーションの経験を有する専従の常勤理学療法士及び専従の常勤看護師が合わせて2名以上勤務していること、または専従の常勤理学療法士もしくは専従の常勤看護師のいずれか一方が2名以上勤務していること」となっています。したがって理学療法士や看護師はどの施設にも、心臓リハビリの知識と経験豊かなスタッフがいるので問題はありません。しかし栄養指導に関しては、それにあたるスタッフの資格は不問となっているので、施設によっては看護師が行ったり栄養士が行ったりと施設ごとに任されているのが実状です。

もちろん誰が行っても患者さんに適切な指導ができればよいのですが、私は、栄養は運動と同じ程度、心不全の悪化予防には重要と考えていますので、専門性の高さにはこだわっています。

栄養士はおもに健康な人を対象に栄養指導などを行います。一方、管理栄養士は高度な専門的知識と技術をもって、健康な人だけでなく、傷病者や高齢などで特別の配慮が必要になる人に対しても栄養指導や管理を行う職種です。私のクリニックでは栄養指導においては最も専門性の高い国家資格である管理栄養士の資格をもつスタッフが常駐し、栄養指導にあたっています。

## まとめに代えて――リハビリは一生もの

心臓リハビリの保険適用は１５０日間です。限りある期間のなかで、望ましい生活習慣を付けるまでのガイドをするのが私たち心臓リハビリスタッフの第一の使命と考えています。

そのため、どの患者さんにおいても心臓リハビリが終了する１カ月前には、カンファレンスといって全スタッフが一堂に会し、今までの進捗確認をする機会を設けます。そして、リハビリ開始時に立てた目標がまだ達成できていないケースでは、残り１カ月でいかに達成できるかを皆で知恵を絞って考えます。

こうして患者さんが晴れて「心臓リハビリ卒業生」となっても、良い生活習慣は一生ものです。だからこそずっと続けてほしいというのが私の願いです。

しかし残念なことに、１５０日間の保険適用下での心臓リハビリを終えたあと、いつの間にかリハビリ前の生活習慣に戻ってしまい、心臓の調子が再び悪くなってしまって再入院、というケースも実は少なくありません。

心臓リハビリを終えてしばらくは、そこで身につけた運動を続けたり、アドバイスを受けたとおりの食生活を送ったりしていても、日が経つにつれてだんだんなおざりになってしまうというのは、ある程度は仕方ないことだとも思います。楽なほうへ流されやすいのが人間というものですし、心臓リハビリに通っていたときにはそばに付いていて、見守り励ましてくれたスタッフがいなくなると、モチベーションも保ちにくくなると思います。

再び悪化してしまっても、以前受けていた心臓リハビリ施設や、主治医に相談すれば、また新たに１５０日間、公的保険で受けられる場合はあります。しかしできることなら悪化させずに心臓リハビリを終えた直後の心身の良い状態を長く保ってもらうのがベストです。

また研究でも、心臓リハビリは長期間続けるほど効果があることが分かっています。それなら、医療としてのリハビリの性質を残しながらも、もっと気楽に通って運動を続けられて栄養など生活面の相談もできるような場がつくれないかと考えました。イメージとしては、心臓リハビリ用の特別なプログラムがあり、専門知識のある医療スタッフが常駐しているスポーツクラブのような場でメディカルフィットネスといいます。

一般的なスポーツクラブと違い、メディカルフィットネスは医療機関がプロデュースし運営する場ですから、より医学的に安全かつ効果があるプログラムを行っており、心不全の方でも安心して通えます。

この、いったん心臓リハビリを終えた方でも通える場も、さまざまな人の協力を得て、２０２４年１月、心臓リハビリ施設に併設する形でオープンする予定です。ここでは、よりレクリエーション色の強い、ダンスやゲーム要素のある運動プログラムもあり、選んでもらえるようになっています。

また、地域に開かれた施設を目指し、心臓に病気のない生活習慣病の方もスポーツクラブのように利用してもらうことができます。

これまで話してきたように、心不全に至ってしまう前には多くの場合、長くて数十年にも及ぶ悪い生活習慣の関与があります。運動不足だったり、栄養が偏っていたり、ストレス過剰だったりなどの現代人が共通して抱えているといっても過言ではない問題が心臓に負担を掛けているのです。

しかしそれらを早く見直せば、生活習慣を背景とする心臓病や心不全を予防することは十分に可能です。私は医者として、これまで心臓病や心不全の方の治療に全力を挙げてきましたが、これからは「予防」にも目を向け、心不全で苦しまずに済む人を増やす努力をしていきたい――この施設にはそんな思いも込めています。

心臓リハビリは、やった分だけ自分に健康寿命の延伸という形で返ってきます。「リハビリは一生もの」と述べましたが、その意味は決して、「一生しなければならない」ではなく、「一生の財産になる」といったポジティブなものであることを、ぜひ一人でも多くの方に知ってほしいと思っています。

# おわりに

私が医学部卒業後、内科のなかでも心臓や血管をおもな対象とした循環器内科医の道を選んだのは、命の緊急性が高い臓器、組織を治療し一人でも多くの命を救えることに大きなやりがいを見いだしていたからです。

私が医師になりたての約25年前は、現在の血管内治療の主流であるカテーテル治療（細い管を血管に通し、そこからさまざまな器具を操作したり薬を投与したりする治療法）が急速に普及した頃で、私もこの習得と研鑽に力を入れていました。救急診療にも携わっていた私は、急性心不全や心筋梗塞で搬送されてきた患者さんを数えきれないほど診てきましたが、なかには精一杯力を尽くしても救えなかったケースもありました。家族に状況を説明するときのつらさは今でも忘れることができません。

一人でも多くの患者さんを救いたい、との強い思いは、私をますますカテーテル治療の習熟へと向かわせました。高い技術を身につけることこそ、患者さんの救命に最も貢献できる、と固く信じていたのです。

そんな私に心境の変化が訪れたのは２０００年代に入り、心臓リハビリのさまざまな論文を読むようになってからです。心臓リハビリは国内では１９９０年代から広まってきて、効果検証などの国内での研究もそれから積み上がってきましたので、論文は２０００年代になってから数が増え、充実してきたのです。

そこで、私は愕然としました。というのも、心不全や心筋梗塞の予後改善の効果は、カテーテル治療単独よりも、心臓リハビリを加えるほうが、ずっと大きくなることが分かったからです。さらに、狭心症に対してカテーテル治療を行った群と、心臓リハビリを行った群を比べた研究では、後者のほうが心筋梗塞の発症リスクをずっと低く抑えることができることが明らかとなり、衝撃を受けました。

カテーテル治療の腕を磨けば、多くの人命を救えると信じてやってきましたが、それだけでは不十分だったのです。

心臓リハビリこそが、心不全や心筋梗塞で苦しむ患者さんを救う効果的な方法であると確信した私は、日々の診療のかたわら心臓リハビリの勉強を続け、２０１４年に当時勤務していた日本大学病院内で心臓リハビリが新設された際、運営責任者を務めることとなり、経験を積んでいきました。そして２０２４年には、地元である埼玉県ふじみ野市に、市内初、県内でも3番目の外来専門の心臓リハビリ施設の開業を予定しています。

私のクリニックのミッションは、心不全や心筋梗塞で苦しむ患者さんを減らすことです。心臓リハビリはそのためになくてはならない治療法と断言できます。本書ではとにもかくにも、心臓リハビリのことをもっとよく知ってほしい、そして心臓リハビリを受けることでいかに大きなメリットが得られるかを知ってほしい、そんな思いで筆を執りました。

実際に、私が心臓リハビリに関わるようになってから、患者さんからはカテーテル治療を行ったあとよりも、心臓リハビリを行ったあとのほうが、圧倒的にたくさんの感謝の言葉が寄せられています。それだけ、患者さんも心臓リハビリを受けると調子が良くなる、日々の生活が楽になる、生きる希望が湧いてくる……などたくさんのメリットを実感しているのです。

次は、この本を読んだ皆さんの番です。ぜひ心臓リハビリを受けて、私たち心臓リハビリに関わる医療者と一緒に、喜びを分かち合ってくれることを願っています。

末筆となりましたが、本書の執筆にあたり多大なる協力をいただいた河田　翠さんにこの場を借りて改めて感謝申し上げます。
最後までお読みくださり、ありがとうございました。

**飯田 圭**（いいだ きよし）

1995年日本大学医学部卒業。国立循環器病研究センターレジデントを経て、2004年米国ロサンゼルスCedars-Sinai Medical Center, Non-invasive lab. 客員研究員として留学。帰国後、日本大学医学部内科学系循環器内科学分野に勤務、2017年に准教授となる。循環器内科の第一人者として地域医療と国内の心臓・循環器病医療に尽くすべく2021年、医療法人社団啓守会飯田医院副院長に就任。「患者に安心と満足を得てもらうために全力を尽くす」を理念として、心臓リハビリテーションの普及と運営に日夜取り組んでいる。

本書についての
ご意見・ご感想はコチラ

# 健康寿命を延ばす
# 心臓リハビリテーション入門

2023年12月14日　第1刷発行

著　者　　飯田 圭
発行人　　久保田貴幸

発行元　　株式会社 幻冬舎メディアコンサルティング
〒151-0051　東京都渋谷区千駄ヶ谷4-9-7
電話　03-5411-6440（編集）

発売元　　株式会社 幻冬舎
〒151-0051　東京都渋谷区千駄ヶ谷4-9-7
電話　03-5411-6222（営業）

印刷・製本　中央精版印刷株式会社
装　丁　　秋庭祐貴
装　画　　千野エー

検印廃止

Printed in Japan
ISBN 978-4-344-94750-4 C0047
幻冬舎メディアコンサルティングＨＰ
https://www.gentosha-mc.com/